人類の毒出し

松葉とワクチン

Pine needles and vaccines

自分さえ良ければ
いいというエゴをどう乗り超えるか？

[著]ジョイさん

◇コロナとは、5次元に覚醒するための
宇宙によるあざやかな「大逆転劇」だった！

◇ワクチンは恐怖による支配のためのツールで、
松葉は大自然による「愛の妙薬」だった。

◇マスクとは、ひとりひとりに奴隷の「盲従」か
「自立」かを問いかける最強の手段だった。

◇ワクチン非接種者が被ったシェディングとは、自分のエゴを「毒出し」することだった。

◇「盲従」しないという選択の苦悩をへて初めて、エゴを「毒出し」し、目覚め始めることができる。

◇これまで人類ができなかったピラミッド社会の奴隷の外へ出られるかどうかが、問われている。

◇今、目覚め始めた人々を助けるべく、
イエスによって、宇宙の「自動」が起きている。

◇地球が5次元に上昇する今、人類は
「自分さえ良ければいい」というエゴを
乗り超えることができるのか?

目次

第2章 宇宙の大逆転劇

第3章　ワクチンを打って、目覚める選択

第5章　コロッとコロナに騙された⁉

第6章 人類の眠りから、目覚めへ

第8章 「エゴ」を「毒出し」して神である自分を思い出す

第10章 宇宙の「自動」の法則

第11章　宇宙の「自動」である神なる人キリスト

カバーデザイン　森瑞（4Tune Box）
本文仮名書体　文麗仮名（キャップス）

序章

松葉かワクチンか？

——ワクチンの副反応と松葉

血栓症にどう対処するのか

世界中でいま、新型コロナウイルスの流行に対して、ワクチンを打つことが行われています。ワクチンで、コロナに感染することから免れたい。そう思って、日本で1回でも打った方は、総人口の80％に達する勢いです。（2024年4月時点）

その一方で、深刻な副反応が起きているにもかかわらず、ほとんど報道されてこなかったという現実があります。それでも厚労省の発表によれば、2024年4月現在、ワクチン接種後に、2054人の方が亡くなっています。

このワクチンの深刻な副反応の一つに、体中で血栓症を起こすということがあげられます。それが重篤な病気や、場合によっては死をもたらします。

ここで私がお伝えしたいのは、ワクチンを打った方だけでなく、打っていない方にも、副反応への対処策として、松葉をおすすめしたいということです。

体内で複製を作るスパイクタンパクのmＲＮＡ

このワクチンは、スパイクタンパクのmＲＮＡという遺伝子が、脂質ナノ（ごく微小な）粒子に入っています。

このナノ粒子は体内の細胞の至る所に入り込むことができますが、そこでmRNAが、血栓症を起こします。例えば皮膚や、体中の血管、心臓、脳、肝臓、卵巣などの細胞に入るのです。

そして、皮膚の赤黒い発疹や、脳梗塞、脳出血、心臓疾患、肺血栓、不正出血など、あらゆる疾患が起きます。

次頁の写真を見てください。これは血管内で、正常な赤血球が、ワクチン接種後に変形して固まっていく様子を示しています。元々の赤血球は、丸いドーナツ状の形をして、それぞれ独立しています。（次頁写真上）

ワクチン接種後、赤血球が破壊されて、くっつき始めます。（同写真中）（赤血球が血管を塞ぐために、白血球が血管を通れなくなります）

赤血球がつながり出して、血栓となっています。（同写真下）

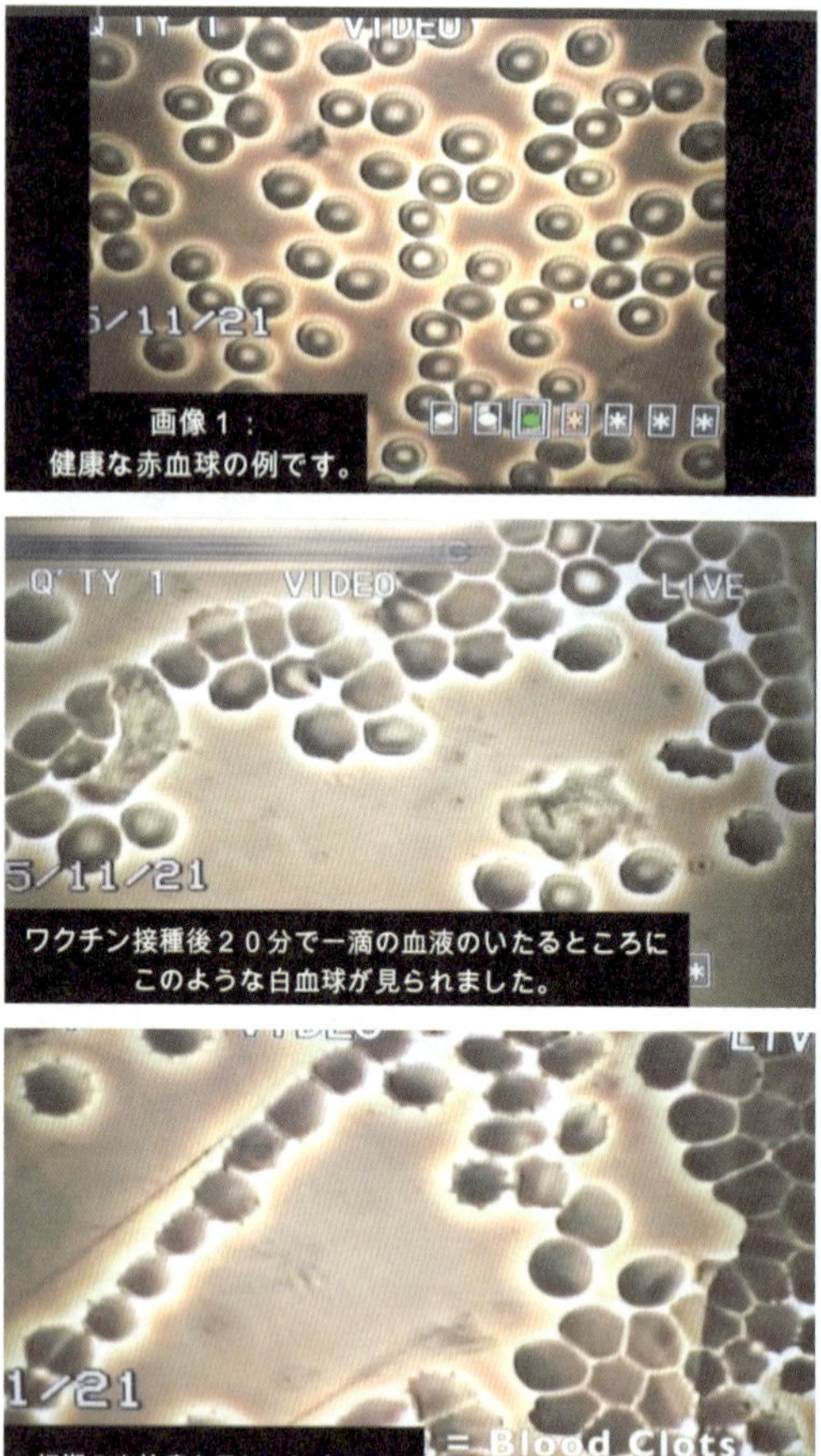

正常な赤血球（上）が、ワクチン接種を受けることで凝集し始め（中）、血栓になる（下）。

ワクチン接種1ヵ月で、赤血球が凝集し、血栓症となり、血管内で動きません。（次頁写真左上）これが、脳梗塞や心筋梗塞につながる恐れがあります。

そしてこれが、問題の脂質ナノ粒子の姿です。（同写真左下）

この脂質ナノ粒子にmRNAが入っているため、体中の細胞に入り込み、体中至る所に、スパイクタンパクを次々と増やしていくのです。

そしてこのmRNAは一度体内に入ったら消えることはなく、自己の複製を作り出すといわれています。

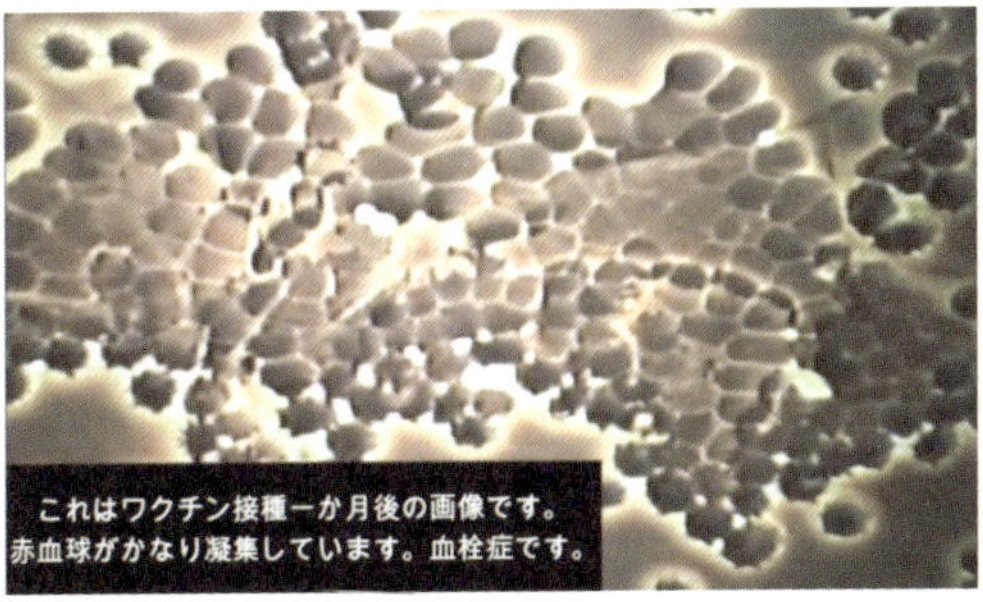

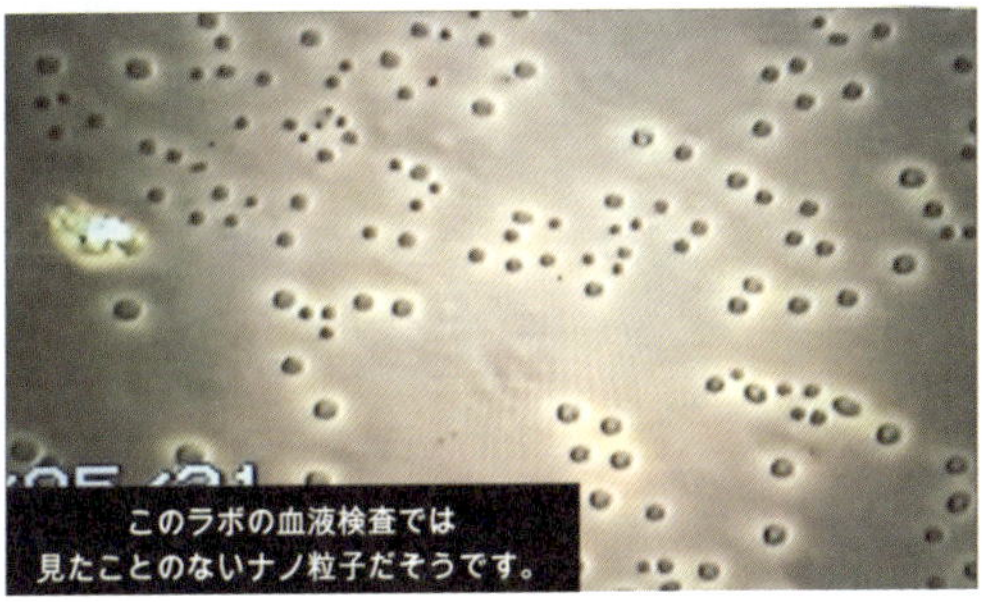

接種1ヵ月後に赤血球が凝集して血栓症に（上）。問題の脂質ナノ粒子（下）

「ワクチンがコロナの抗体を作る」どころか、人間の遺伝子が置き換えられた状態になってしまうのです。

これが血栓を起こしてしまう、ワクチンのわかりやすい実態ではないでしょうか。

シェディングに松葉が有効ではないか？

ワクチンが引き起こすこのような症状に対して、アメリカのバイオサイエンティストのジュディ・マイコヴィッツ博士が、「スラミン」という薬を紹介しています。

このスラミンは、昔から知られている薬ですが、寄生虫駆除と、血液凝固の抑制作用と、mRNAの複製を抑制させる働きがあるそうです。

これはまさにコロナワクチンによる血栓の症状緩和のカギになるものだと思われます。

コロナとワクチンが騒がれ出した頃、松葉にスラミンが含まれているので、松葉がいいと話題になったことがありました。

実際には、スラミン自体は医薬品ですが、スラミンの類似体であるトリパンブルーは、トルエンという化学物質に由来するもののひとつで、松ヤニからこのトルエンが抽出できるので、松とスラミンはこのようにつながっているようです。

また、松に含まれるシキミ酸は、インフルエンザの薬となるタミフルの原料として使われて

26

いるものです。さらに松葉にはいろいろな成分が含まれていて、抗酸化作用、抗菌作用、血流改善、体内機能の改善作用があります。そこで松葉のワクチンに対しての効能が今、注目されるわけです。

さて、コロナワクチンの厄介な特徴は、ワクチンを接種した者が発する息や汗や垢や尿に、コロナのスパイクタンパク質が含まれているということです。

なので、ワクチンを接種していない人でも、接種した人のそばにいるだけでスパイクタンパク質を取り込むことになり、体内で血栓を引き起こすというのです。これがシェディングです。

女性の場合は、生理周期が変わったり、不正出血を起こしたりする例があります。

また子供の場合は、親や祖父母や先生が受けていたら、そのそばにいると鼻血を出したりします。

今後、ワクチンを接種する人が増えていくに連れて、誰しもが、コロナのスパイクタンパク質にさらされた生活となることは、避けられないと思います。

そういう状況で、ワクチン接種者と接触して具合が悪くなった人が、松葉を摂って体調がよくなったという例がいくつもあるようです。

ですので、ワクチンを打った方にも、打っていない方にも、このような状況では、身体の免疫力を高め、解毒を促進してくれる松葉を一度は試してみることを、お勧めします。

＊　＊　＊

このように多方にわたって有益と思われる松葉を、どのように体に摂り込めばいいのか、私が実践しているオススメのやり方を紹介していきます。

そして松葉とは、心身のどこに効いていたのか、ワクチンとどこが違って、どう正反対で、そしてどこでつながっていたのか、さらに、コロナとは一体何だったのか。本書はそれを、コロナワクチンの接種が始まっていた２０２１年夏の時点で、ひとりの師との出会いと共に探っていくという、予想外で稀有《けう》の展開となりました――。

第1章

ワクチン接種者からのシェディング

1　まさか！　シェディングを受ける

会食後、突然体に発疹が

ええっ、何これ！

私の左胸の乳首の下からお腹の左側にかけて、赤い発疹がたくさん出ていました！（次々頁写真）

私は東京から南アルプスの麓の田園地帯に移住し、ふだん人と会うこともあまりないですが、東京在住の旧知の友人が、2021年の夏、夏休みということで来訪して、近くのレストランで2時間程会食し、うちに帰ってきたら、発疹が出ていました——。

友人は温厚な人で、医者ですが、職務に忠実で、このときすでに、初回のワクチンを接種していました。

この頃私は、松葉がワクチンの副反応に良いという情報をすでに得ていて、近くに自生する松葉を摂り入れる毎日が始まった頃でした。もちろんワクチン接種はしていません。

高校時代を進学校で共にし、考え方も似通っていた彼が、いまどのような考え方をしているのか、興味がありました。

彼が医者ということもあり、私はいろいろな意味で興味をもって、あえて彼と一日、おつきあいしたのです。

食事をしながら、私は早速コロナの話にもっていきました。なぜなら、彼が医者としてコロナをどう考えているか、コロナやワクチンに賛同しているか、疑問視しているか、どっち側の医者かが気になったからです。

話してみると、彼はワクチンをすでに打っていて、ワクチンを人に打つ仕事もしていました。ただ自分の医院では打たず、接種会場に出かけていってワクチンを打つということでした。なぜ自分の医院でしないのかと聞いたら、個人の医院に利益が行くことに周りからの批判が来て、やりにくいからだそうです。

あくまで医者として、厚労省や医師会の方針に則って、お手伝いをしているということでした。常識的な医師としては、ありうべき当然のふるまいなのでしょう。

とにかく私は、彼らが一度は打ってしまったとはいえ、「ワクチンには何が入っているのか?」「そのワクチンを打つとどうなるのか?」「誰が何のためにワクチンを打たせるのか?」、はたまた「なぜ打ったところに、磁石がくっつくのか？」などという話をしました。でも、あまり反応がなく、むしろコロナやワクチン接種の話はあまりしたくないという雰囲気で、煮え切らないまま終わりました。

ある程度これは予想できたことではありましたが、結局私は、「〇〇よ、お前もか」のような違和感を内心持ちました。あまりに考え方に隔たりがあり過ぎます。

それでもそのことは表に出さず、私たちはレストランで食事をしながら、２時間以上は話していました。

ところが気のせいなのか、私はだんだん頭の奥が痛くなってくるのを感じたのです。

まあ、これは寝不足だからかもしれない、とそのとき私は思っていました。

その後、彼と別れ、私は家に帰りました。

帰宅後、着替えをしていて、私は驚きました。左胸の乳首の下からお腹にかけて、赤い発疹が出ているのを見つけたからです。かゆみや痛みはほとんどないにもかかわらず、蕁麻疹《じんましん》のような、あせものような発疹が、突然広がっていました。

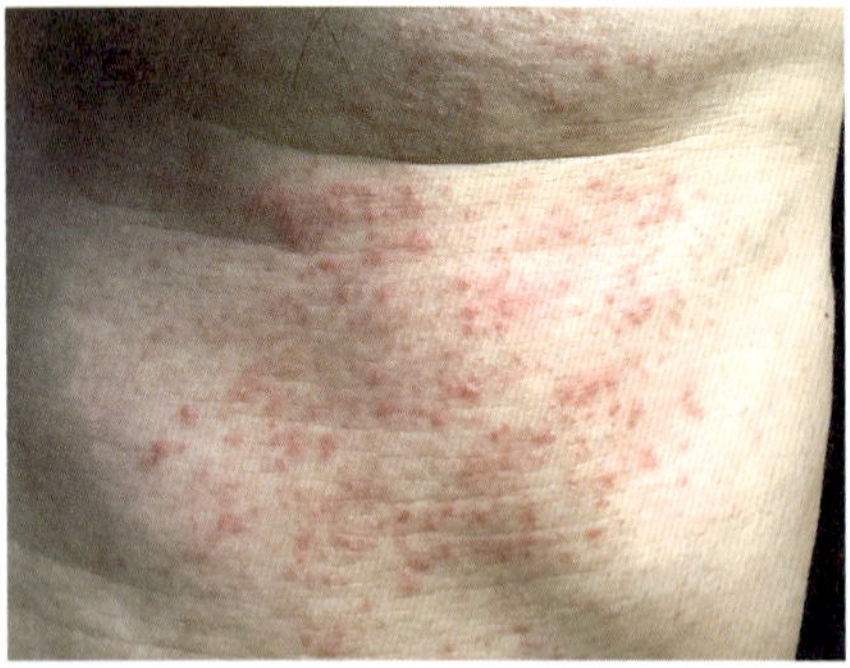

何に感染してしまったのか？　長時間人と話し込んで帰宅後、左胸に発疹が出ていてびっくり……

これはもしかして、シェディングというものかもしれない。

ワクチンを接種していない人が、接種した人に近づくと、接種した人が呼吸や汗などから排出する毒を受けて、接種していない人に、下痢や嘔吐、頭痛、気分の悪さ、発疹、女性の月経異常などの様々な症状が出ます。これがシェディングといわれているものです。

私は、ワクチン接種者と会った直後に、はっきりとした発疹が我が身に起きたということに、シェディングとは疑いようもない事実であることを知ったのです。

排毒して真の健康へ

ワクチンとの遭遇が、このような形で私に起きたというのはとても嫌だったので、何とか回復したいと強く感じました。

しばらく前に、老人同士よく集まっている集会場に用事があって行ったところ、その直後に、原因不明の湿疹が出ていたことがあり、そのときは気にも留めなかったので、ほとんど記憶から消えていました。でもこれも、そのとき人に接したことから来たのではないかと思います。

ワクチン接種が開始されてまもなく、接種者とはじめて長時間接して、これほどの発疹が出たのは、ワクチンからのシェディング以外に考えられず、そうだったら解毒をするのみです。

発疹とは皮膚から毒を排出しようとする反応ですから、発疹の症状を抑えることよりも、この正常な免疫反応をより高めることが大事だと思います。

体に広がった発疹を目にするのは私でもショックで、早く治ってほしいと思いましたが、ワクチンだけではなく、体からの排毒は、体内の奥に潜んでいる毒を出して、真に健康になるきっかけになります。

改めて私は、毎日松葉を摂り入れるべく、松葉サイダーを飲み、生葉を20本は噛むようにしようと決意を新たにしました。（松葉サイダーの作り方は、40頁以下を参照）

また、抗酸化作用のあるグルタチオンを体内で生成する、ＮＡＣというサプリメントも入手できたので、朝晩、飲むようにしています。

今度のことで、彼との友人関係を壊したくはありませんが、彼は、新型コロナウイルスは怖いので、ワクチン接種が絶対必要であるという政府やマスコミの意向をそのまま信じ、完全にそれに従っていて、私とは別の道を行ってしまったのだと感じました。周りの者、上位の者の判断に則り、従ったのだと思います。

私は、政府の意向や、マスコミのいうことは矛盾だらけで、とても信用できないばかりか、彼らが何のために（人口削減のために）そういうことをしているかを感じ取ってしまっていたので、もう私の中では、存在しもしない新型コロナウイルスを恐れるとか、そのために、ワクチンを打たなければいけないという選択は、ありえないことになっていました。

この本を読んでくださる方々でも、きっと私と同じことを感じている方はおられると思います。

コロナワクチンの接種とは、はからずもひとりひとりそれぞれに、どちらの道を進むかの選択を迫るものだと思います。

親しい友人や家族、親子、夫婦といえど、それぞれの道を選択することになるのだ、と私は改めて感じたのでした。

ワクチンか？　それとも松葉か？　ひとりひとりの選択となるのです。

2　シェディングの経過

細胞の自己回復力を働かせる

シェディングのスパイクタンパクによる健康被害を、思わぬ形で経験した私でしたが、それから10日ほど経ちました。

一番気になっていた左胸の発疹は、一時範囲がさらに広がり、さすがに不安が増しましたが、なぜか痛くも痒くもなく、見苦しさが増すばかりでした。

が、10日の間、ビタミンC、ビタミンD、そしてNACというサプリメントを朝晩飲み、松葉サイダーも欠かさず飲む日々でした。

あとはせっせと、松葉をそのまま毎日20本位は噛むようにしました。

その結果、自分の体を見たところ、赤みが減り、何とか落ち着いてきました。

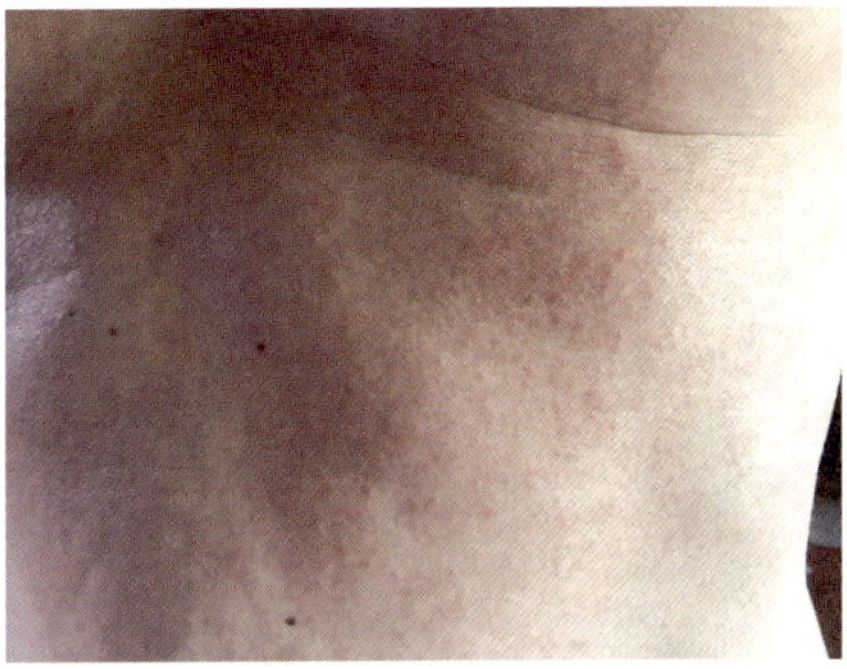

発疹が出てから10日過ぎて、赤みも減って治まる。随分長く感じられた日々

しかしその後も、一度この体験をしてからというもの、ちょっとコンビニに入っても、ワクチン接種者と思われる人を見かけると、自分が無意識に身構えてしまうのを感じるようになってしまいました。

私は、ここ20年くらい前から、歯医者以外の病院や医者に行かなくなっており、体調が悪くなったときには、自分で治すようにしてきました。

それで、いろいろな自然療法のやり方を自ずと知るようになりました。

自然療法の基本的な考え方は、人間の体には、60兆とも言われる細胞があり、その一つ一つに常に良くなろうとする自己回復力が働いていて、体のバランスを取っているということです。

細胞の自己回復力とは、不要になった細胞が死んで、常に代謝して生まれ変わる力であり、働きです。

要するに、体内で溜まった老廃物や毒物を外に出すことができれば、細胞は常に再生され、良くなろうと働いているので、健康でいることができるわけです。

実は私は、20年ほど、ほぼヴェジタリアンの生活をして、理由はいろいろあったのですが、肉類を一切食べませんでした。

しかしほんの数年前、人間の体のすべてはタンパク質からできていて、人間は植物ではなく動物である以上、良質な動物性タンパク質が、生物的にも肉体的にも欠かせないものであることに思い至りました。

それからは、積極的に肉類も摂るようになりました。

質的な栄養失調で自己回復力が働かない

実のところ、今の医学で治せない病があまりにも多い理由は、現代日本人に栄養失調などないことが前提になっていたからなのです。

真実は、ほとんどの人が「質的な栄養失調」に陥っているということだったのです。

オーソモレキュラー（栄養療法）は、本国アメリカでも長く迫害を受け、日本でもまだまだ受け入れられていない考え方ですが、私としては、そこにこそ真実の鍵があると思われます。

なぜならば、「質的な栄養失調」は、細胞自身に備わっている自己回復力を働かせるための大事なエネルギー源を、不足させることになってしまうからです。

そうすると細胞が老廃物や毒物を解毒・排毒したくてもできないということになるので、動物性タンパク質は、解毒・排毒に大きく関わっているということです。

これまでの医学や病院での病気治療は、対症療法という考え方が中心で、悪くなった部分に注意を向けても、決して原因を分かろうとはしません。

しかし本来体は、常に健康であろうとしているという観点から見れば、病気の原因は、栄養が細胞に行かないことで、細胞の自己回復力が働かず、体のバランスが崩れることにあるのです。

いま、ワクチンを打って後悔している方や、打った方が身近にいるなど、健康に対する不安を、多くの人が何らかの形で抱えていると思いますが、まずは健康とは、体内の老廃物や毒物を、解毒・排毒できる体であるという認識を、新たにする必要があります。

ですから、まずは体が治癒するのにいい状態にもっていくところから始めることです。

それには、体をリラックスさせ、十分な睡眠や休息をとり、自分が食べたいと思うものを食べ、昔ながらの発酵食品を取り入れるなど、自分の体を大切にする思いを持つことからではないかと思います。

灯台下《もと》暗しかもしれませんが、意外に真実は、すぐ眼の前にあると思います。

私にとって松葉も、本当に眼の前にあったことに今さらながら驚き、感謝と共に毎日噛み締めています。

松葉サイダーを作ってみる

松葉の酵母で発酵する

松葉をどのように摂り入れるかでまずお勧めしたいのは、**松葉サイダー**を作ることです。

松葉でサイダーとは驚きでしょうが、松葉には酵母がついているので、砂糖水を用いることで発酵させて、泡立つサイダーを作ることができるのです。そしてびっくりするほどおいしいです。

まず、松葉の若い葉を用意します。幸い、私の住まいの近くの山や川沿いには、赤松が自生しています。高い木だと手が届きませんが、成長期の木なら松葉を摘み取ることができます。

松の小枝は折れやすく、素手でも摘み取れます。これをまとめて小枝十数本ほど採取します。

松葉には虫や虫の卵がついていることもあるので、水で軽く洗います。（松葉には

たくさんの酵母がついているので、洗い過ぎない方がいいです）

松ヤニがつくので手袋をするのがよいでしょう。（この松ヤニは、抗酸化のかたまりです！）

洗ったあと、200～250グラムほど取り分けます。（使わなかった松葉は、冷蔵庫でしばらく保存できます）

2リットルのペットボトルを用意して、ペットボトルの口に葉先を差し込んで、キッチンバサミで数センチ位に適当に短く切りながら、入れていきます。（松葉が飛び散るので、ボウルの中でするとよいです）

次に、砂糖を100～200グラムぐらい、ろうとを使って、ペットボトルの中に

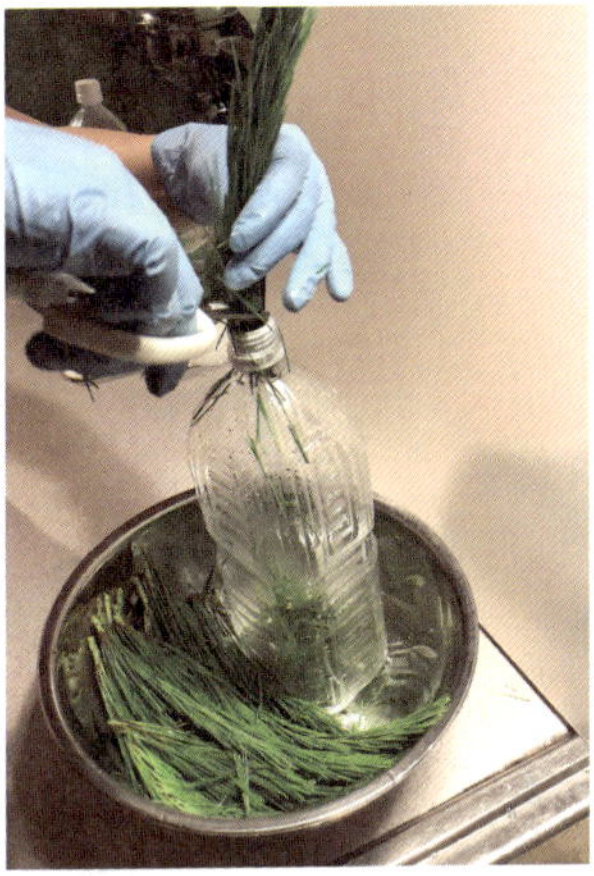

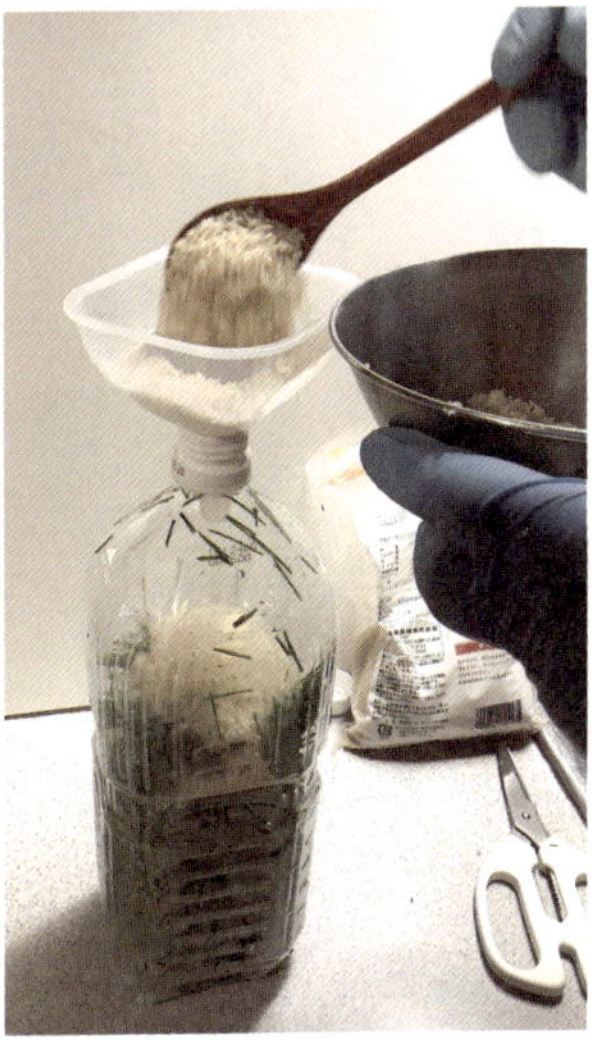

松葉200～250gをペットボトル内にカットしながら入れ（上）、次に砂糖100～200gを入れる（下）

入れていきます。

砂糖は発酵のための酵母のえさになるので、上白糖でもきび砂糖でも何でもいいです。

発酵が進んでいくにつれ、甘みがどんどん減っていきます。初めは多過ぎると思っても、発酵の過程でだんだん酸っぱくなっていくので、甘過ぎるということはなくなります。

ですから、初めは、保存しやすさの意味でも、気持ち多めに入れた方がうまくいきます。

ここではきび砂糖を使っています。砂糖を入れ終わった後、浄水器の水や、ミネラルウォーターをペットボトルに入れます。その際、ペットボトルの上の空間を、少しだけ残します。

入れ終わった後、蓋を閉め、上下に攪拌《かくはん》して砂糖をよくまぜます。

これを温かい場所に置いておきます。(温度が高い方がより早くできますが、夏であれば常温で大丈夫です)

2~3日経つと、ペットボトルが膨らんできます。松葉に含まれている酵母が、砂糖を栄養にして、どんどん発酵しています。

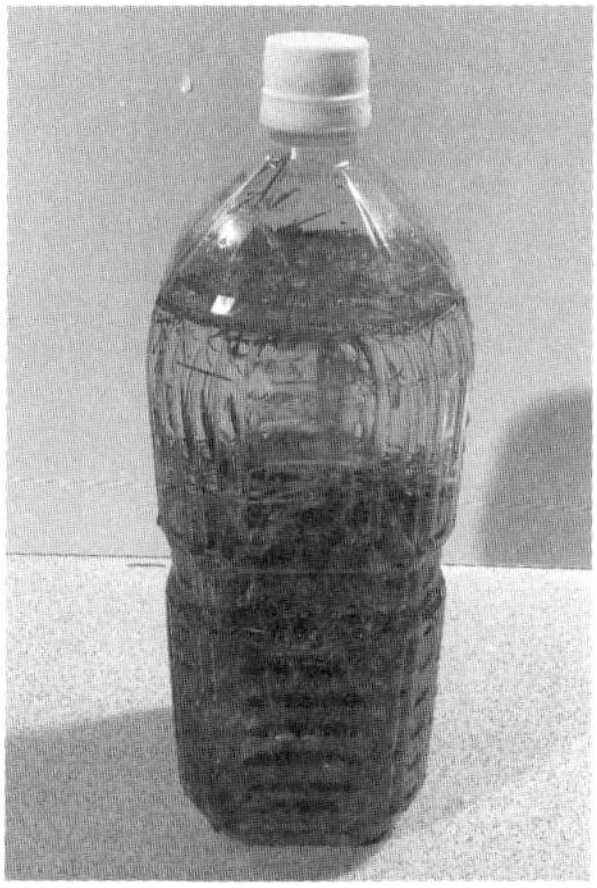

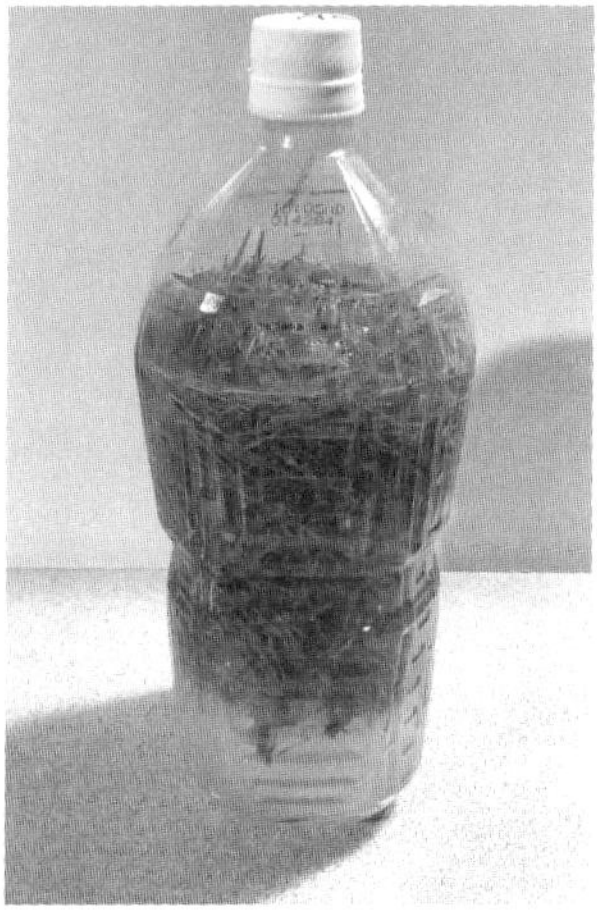

入れ終わった後の状態（上）。2日後、ペットボトルが膨らんでくる（下）

発酵して泡立ち、サイダーに

松葉は生命エネルギーがとても高いです！

順調に発酵が進むと、ペットボトル内で泡が出てきます。

ペットボトルが膨らんできたら、様子を見ながら、キャップをゆるめて、中の空気を少しずつ抜いていきます。

これは半日とか、数時間の間隔で抜けばいいでしょう。（ペットボトルが膨らみすぎないように注意してください。放っておくと、爆発するおそれがあります）

数日で発酵が進みますが、そこで一度味見をしてみるとよいです。

甘みが強ければ、もう少し置きます。

ちょうどよい味で、炭酸の具合もよいと感じたら、冷蔵庫に入れて発酵を止めます。

(冷蔵庫の中でも、少しずつ発酵は進みます)

冷蔵庫に入れる前に、茶こしで松葉をこして、別のペットボトルに移します。(そうすると、冷やした後すぐに飲めます)

発酵の具合ですが、炭酸発酵が進むと、アルコール発酵になるので、お酒のようになります。

子供さんやアルコールに弱い方のためには、炭酸発酵でとめた方が飲みやすいです。

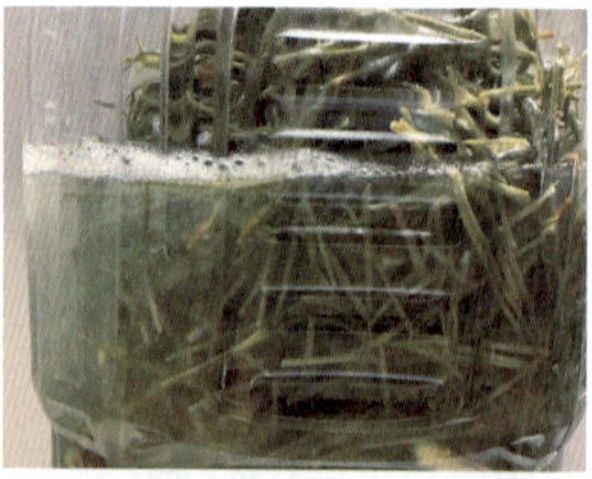

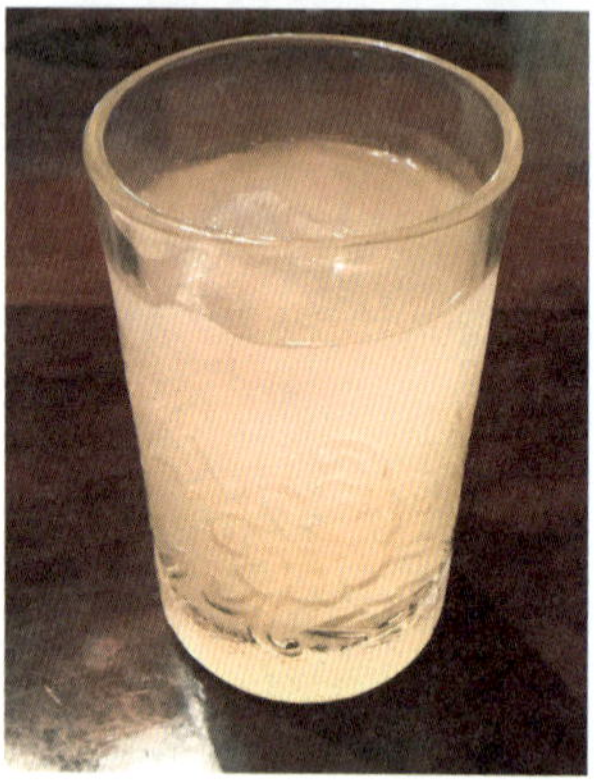

ペットボトル内で泡が出ている(上)。黄色い色をした松葉サイダー(下)

（ちなみに、アルコール発酵が進むと、酢酸発酵になってお酢になります）

この松葉サイダーは、松葉をミキサーで砕いた松葉ジュースとは違って、青臭さはなく、本当にシュワシュワしたサイダーで、ゴクゴク飲めます。

実際にこの松葉サイダーは、血液やリンパ液の循環をよくするので、脳梗塞や脳卒中で倒れた方に、目を見張るような効果があったという話もあります。

意外にも松葉を使って作ることのできる松葉サイダーを、ぜひ一度お試しください。

第2章

宇宙の大逆転劇

1　大異変の再発と、先生との出会い

体中に蕁麻疹が現れた

前述のワクチン接種者との濃厚接触後、原因不明の頭痛や発疹が出て、それがほぼ治まったとお伝えしました。

ところがそれから4日経った昨日の朝、突然、何の前触れもなく、足のももから胸の下あたりまでのほとんどすべてに、広大な蕁麻疹が現れていることに気がつきました。(次々頁写真)

ひえー!!　と思わず悲鳴を上げてしまいました。

赤みもひどく、何よりかゆくてたまりません。

もうどうなってしまったのだろうと、頭の中でグルグルと思いを巡らせました。

あれからワクチン接種者とは特に接しておらず、買い物に行くことは避けられませんが、自覚症状はありませんでした。

飲み水や食事も家族と同じものですし、新しいサプリメントを飲んだということもありません。

蕁麻疹自体、私にとっては50年ぶり位で、これほどひどいものは私の人生で見たこともありませんでした。

これまで私は、ワクチン関係で健康被害を受けた方々に、シェディングの話をしたり、松葉を勧めたりして、分かったような顔をしていました。

ところが自分のこととなると、もうどうしようもなく、いてもたってもいられなくなりました。

本当にこれが自分の体かと思うほどで、正直とてもショックでした。

でも病院に行くのは、逆にワクチンに近づくようで絶対に嫌なので、ある人の所に相談に行きました。

その人は女性の方で、自然療法に詳しく、ある種のヒーラーです。

そこで話されたことは、私には知りようもないことで、驚くことばかりでした。

でもとても納得できる話でもありましたので、自分の覚え書として、このときの会話をできるだけ思い出して、書いてみることにします。

陰謀論から「先の真実」が大事

私　初めまして、自称ジョイさんと（自分から？）いう者です。先生これを見てください！

先生　うわあー、これは酷いですね。

私　私はワクチンを打っていませんし、家族の誰も打っていません。
ところが、ワクチン接種者と接触して2週間程経ち、急にこんな状態になってしまいました。
私には思い当たることが全くなく、松葉もずっと飲食しています。

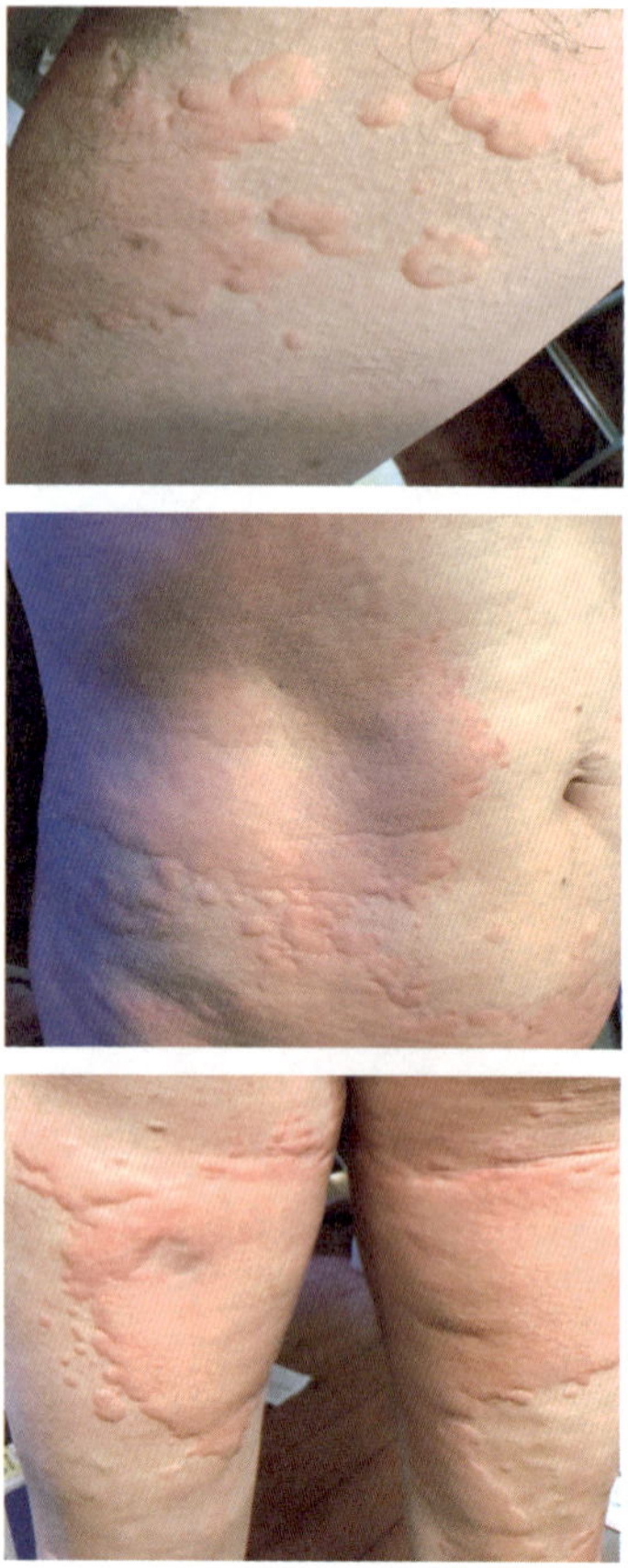

全身に蕁麻疹が出て焦りまくる

どうしてこうなってしまったんでしょうか⁇

先生　そうですね。蕁麻疹の直接的な原因に思い当たることがないとすれば、その原因を医学的な根拠に求めてもダメだと思います。

私　医学的じゃなければ、何なんですか？

先生　改めてお聞きしますが、コロナのワクチンって、本当はどういうものか知っていますか？

私　知っています！　これでも私はいわゆる「陰謀論」に詳しく、結構知っているつもりです。

コロナは、そもそも「人口削減」のためですよね？　だから、ワクチンは毒を打っているのと同じで、副反応というのは、主反応なんですよね。例えば、ｍＲＮＡが入っている人類初のワクチンですし、治験が終わるのが２０２３年以降であることや、動物実験を飛ばして、いわば今人体実験をしているのだと思います。

先生　さすが、陰謀論には詳しいんですね。コロナは人口削減のためであると理解しているのですね。では、人口削減とは何のことだと思いますか？

私　よくいわれる陰謀論では、地球上の人口が多すぎて、支配者が支配しづらく、食糧や水、

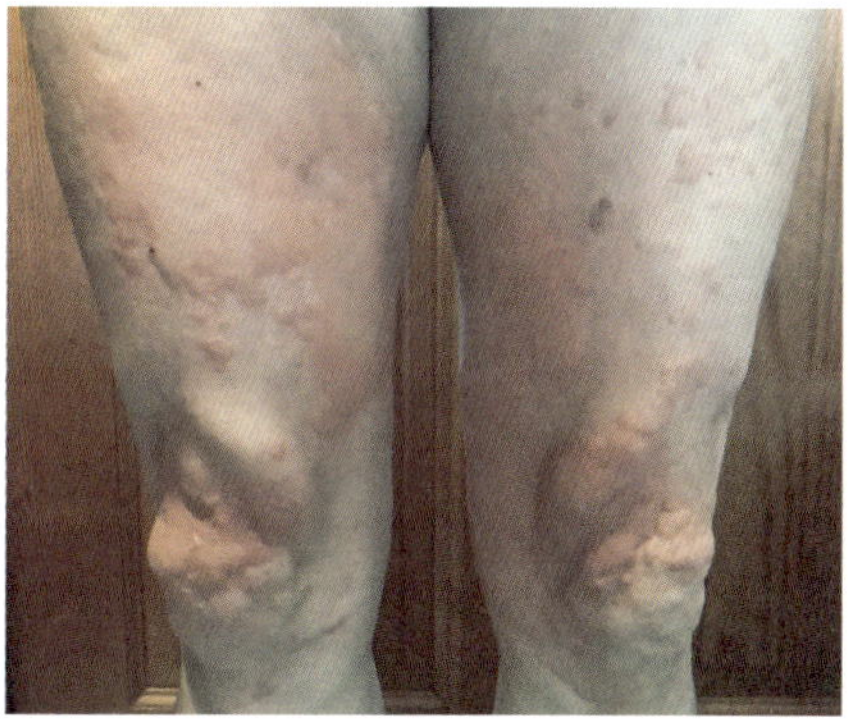

太ももも大部分が赤く腫れ上がって、どうしようかと動転して相談に

石油などが枯渇するので、人口を減らそうというものです。

先生　支配者？

私　支配者とは、イルミナティとか、DS（ディープステイト）、さらに人類を支配しているレプティリアン（爬虫類《はちゅうるい》型宇宙人）のことですよ。私の得意分野です（笑）。

先生　そうですか（笑）。陰謀論に詳しいのは、いいことですね。でも陰謀論は「陰謀」ではなく、本当のことだった、真実だったとわかった所からが大事なのです。

私　確かに今はネットで調べれば、陰謀論といわれるものは、いくらでもありますよね。

先生　そうです。大事なのは、本当はそこから「先の真実」なのです。

宇宙の視点で物事を見る

私　「先の真実」といいますと？

先生　「先の真実」というのは、宇宙からの視点を持つことによって、初めて理解することができます。

私　宇宙からの視点って？

先生　これまで人は、あくまでも、この地上での現実世界の枠組みの中でしか思考してきませんでしたし、目に見えないものに対する意識は、とてもあやふやで取るに足りないというような価値観をもってきました。

でも、宇宙の視点というのは、目には見えないもので、この宇宙のすべてを生み出している根源的なソース（source）の視点から見るということなのです。

ですから、宇宙の視点で物事を見たとき、この地上での常識や、善悪の観念、ルール、社会習慣、道徳観……とは全く違う価値観がそこにあります。**宇宙の視点というのは、究極の愛の視点**です。

宇宙の本質は、愛そのものなので、愛以外のものがありません。

私　ちょっと待ってください。究極の愛はいいんですけれども、その宇宙の視点だと、この蕁麻疹をどう見ればいいんでしょう？　自分だけは関わるまいと、ワクチンを避けてきたのに、これだけ酷い蕁麻疹になっちゃったんですよ。

先生　その蕁麻疹は、宇宙の視点から見れば、ジョイさんにとって必然なんです。

私　？？？

先生　先ほど、人口削減とワクチンの話が出ましたが、宇宙の視点からこのコロナやコロナワクチンを見ると、実は素晴らしいことなのです。

私　はあ？（コロナが素晴らしいなんていう人は初めてだよ……）

先生　色々あって、今地球は3次元から5次元に上昇中なのですが、人間も、体を持って5次元の地球に行くためには、これまでの深い眠りの状態から目を覚ます必要があるのです。

でもあまりにも深く眠り込んでいる状態から目を覚ますのは、容易ではありません。
もともと人口削減も、コロナワクチンも、支配者（宇宙の闇側の勢力）の人類支配のため、彼らが考え出したものでした。ところが今は、光側の勢力の働きにより、闇側の人類支配が終わろうとしています。

私　じゃあ、ワクチンはもうなくなるんですか？

先生　いや、今の状態が続いていくでしょう。

私　え、どうしてですか？

先生　闇側の人類支配が終わっても、人類は何も知らず、眠ったままだからです。
陰謀論を知っている人はまだましですが、ほとんどの人は、人類が支配されていたという事実にすら、気づいていません。あるいは、受け入れられないのです。
そこでコロナワクチンは、人類が自ら支配されていたことに気づき、目覚めるための、ひとつのチャンスになっているのです。
つまり自分の自由意志でもって、目覚めることを選択するか？　眠ったままでいることを選択するのか？　実は、自分自身をコロナワクチンという崖っぷちに立たせることによって、無意識のうちに自分に問いかけているのです。

自分とは、誰にも支配されないソースと同じ存在

私　えっ、その「目覚める」って何なんですか？

先生　それにはまず、眠り込んでいたことに気づかないと、わからないと思います。

つまり支配され、洗脳され、搾取されてきたこの３次元の現実世界がすべてだ、と思い込んでいる状態が眠り込んでいる状態なのです。

しかし宇宙の視点から見た自分というものは、誰にも支配されず、搾取もされない宇宙のソースと、全く同じ存在なのです。

そのことを理解できることが、ひとことでいえば「目覚める」ということです。

私　あー、よくはわかりませんが、つまりこの蕁麻疹は、私が目覚めるために必要だっていうことなんですか？

先生　そうです。ワクチンも、目覚めのためのひとつのチャンスで、まずは打つか打たないかの選択があります。

打っても１回にしておくのか、２回、３回と打ち続けるのか？　あるいは打たなくても、シェディングの影響を受けることになるのか？

これから人類は、何らかの形でこのワクチンの影響を受けることは明らかで、避けることは

できません。
ワクチン自体も、ロット番号により内容や濃度が異なっているので、人により症状は様々な出方があります。でも人は無意識にそれを自分で選択しているのです。

私　そうすると私の場合は、シェディングの影響を受けたということで、具体的にはどうすればいいんですか？

先生　ジョイさんの場合は、あえてワクチンを避け、松葉を食べるなど、自分なりに対策をしてきたのだと思いますが、その対策が無駄だったということではありません。むしろ、排毒が順調に進んでいる証拠だといえます。

なぜかというと、人は体力がない場合、毒を抱えたまま、不健康な状態で安定していることがよくあります。健康になるためには、まずはその不健康なバランスを崩す必要がある訳です。ですから、ある程度の体力がなければ、体から毒を出すこともできないのです。

ジョイさんの体は、松葉の強い抗酸化作用や、排毒作用に助けられて、体力が蓄えられ、一気に毒が出てきたのかもしれませんね。

だから、これは一種の好転反応と考え、毒が出せる体になったことを、喜ぶことです。

人間の体は、毒を出すのにはタイミングがあり、いつでも簡単に出すわけにはいかないのです。

目覚めのタイミングもまさにそうです。目覚めるには、何らかのきっかけがないとできないからです。

私　じゃあ、いま蕁麻疹が出ているのは、私に目覚めるチャンスが来ているということなんですか？

先生　そうです。すでに目覚めの過程に入っているということです。

私　私は、ワクチンも打たないし、自分ではすでに目覚めていると思っていたのですが、目覚めるためには、蕁麻疹という毒出しが必要だったのですか？

先生　そういうことですね。目覚めることを選択した人たちは、眠り込んでいる間に溜め込んだ毒を、誰もが多かれ少なかれもっているので、その毒出しが、これから必要になってくるのです。

私　眠り込んでいる間に溜め込んだ毒って、何ですか？

現実世界はすべてエゴに毒されている

先生　まず、「眠り込んでいる」という意味はわかりますか？

それは、「本当の自分」が何者であるのかを完全に忘れ、この体が自分だと思い込み、この現実世界がすべてであると思い込んで、夢を見ているような状態のことなのです。

私　それは普通に当たり前の状態だと思いますが、それを「眠り込んでいる」というのですか？

先生　そうなんです。これまでも、今も、ずっと人類は皆、完全に眠り込んだ状態にいるんです。

ところで、この現実世界は、闇の勢力がずっと支配してきたことは、お分かりですよね？

私　ええまあ、陰謀論としては、そうです。

先生　だから、この現実世界は、いわば支配者によって作られた「エゴ世界」なのです。**「エゴ世界」とは、すべてピラミッド型の社会になっていて、常により強いエゴの者が勝ち、より弱いエゴの者から搾取することによって成り立っている世界**です。

私　あー、なんかそれ、よくわかります。つまりこの現実世界のすべてが、ぜーんぶエゴに毒されていたってことですか⁉

先生　そう、全部、ことごとく毒です！（力がこもる）

私　（笑　そこまで言いますか）

先生　だから当然、**この世界にある善悪の常識や、ルール、道徳観念などあらゆる価値観は、あくまで、その支配者にとって都合の良いものになっているに過ぎない**、ということです。

そして洗脳され、人間に染み付いているエゴの価値観こそが、「毒」なんです。

私　つまり人間の価値観が、全部支配者のエゴの「毒」に覆われてるってことなんですか？

だから、溜め込んできたその「毒」を、毒出しすることが必要なんですね！

先生　その通りです！（先生、身を乗り出す）

宇宙の視点からすると、真実は、エゴの価値観とは全く真逆だと考えた方が良いのです。なぜなら宇宙は「愛そのもの」だといいましたが、**「愛」には善悪の判断はなく、「すべてのものが素晴らしい」という価値観しかありません。**

だから宇宙の視点からすると、エゴの価値観は、愛とは真逆であり、私は毒のようなものと言っている訳です。

私　なるほどー。毒出しという意味はわかりましたが、じゃあ、この蕁麻疹がそういう毒出しということなんですか？

支配者の洗脳でできた「毒想念」を「毒出し」する

先生　確かに、「見えない毒」と「見える蕁麻疹」がどんな関係にあるのか、わかりづらいですよね？　少しご説明していいですか？

この世界の見えるものはすべて、ホログラムのように見えない周波数から成り立っているんです。

そしてその見えない周波数は、すべて人が持つ想念や感情から発せられるもので、それをスクリーンに映し出すかのように、人はそれぞれ自分の現実を経験して生きています。

私　ちょっと待ってください。人が周波数を発するという意味が、よくわからないのですが……？

先生　そうですね、それこそが「見えるものが、見えないものによって成り立っている」という宇宙の基本です。

例えば、ラジオやテレビの周波数の、送信と受信の関係と同じですよ。周波数が合えば同調し、その番組を聴いたり見たりすることができますよね？

それと全く同じ仕組みで、人は無意識のうちに、自分の持つ価値観を元にして判断した想念や感情を、常に発信していて、そして眼の前の現実として、その結果を常に受信している状態なのです。

私　あーその、発信と受信はよくわかります。電気や電波は、目に見えなくても、実際にあるものですからね。

先生　先ほどの、「見えない毒」と「見える蕁麻疹」の関係ですが、「見える蕁麻疹」はどこから出てきた結果か？　というと、まさに電気や電波のように、見えない自分の中の価値判断に基づく想念、感情が、自動的に周波数として発信され、同調した結果として、この現実に映し出されたものなのです。

私　それはそうなんでしょうが、でも蕁麻疹が出たのは、私が外からシェディングで毒をもらってきたからですよね？

先生　見える部分としてはそうだとしても、見えない部分で何が起きているか？　を理解することが大切です。

つまり、周波数の観点からすると、外の毒とまさに同じ周波数のものが、自分の内側の想念や感情の中にあるから、それに同調した結果、それが現実として映し出されます。

私　というと、つまり私の中には「毒想念」があって、蕁麻疹が出てきたということなんですか？

先生　私が言いたいのは、そんな自己否定の話じゃなくて……。それでは元も子もないですから。（笑）

そもそもジョイさんがいう「毒想念」って、どこから来たものでしたか？

私　あっ、それは、支配者によるエゴの洗脳？

先生　そうですそうです！　その**「毒想念」は、人類が支配者に洗脳された価値観から来るもの**なのです。

ですから人類が目覚めるためには、その「毒想念」は不要なものなので、外さなければいけません。これをさっきから、私は「毒出し」と言っているのです。

私　ふはぁー……。（なぜか言葉にならない）

なるほど先生は、私がもう目覚める過程に入っていると言われましたが、それで私は無意識のうちに、溜め込んだウミを出しているのですね。だからこの蕁麻疹は、その現れということなんですね？

眠り込んでいる間に溜め込んできた毒というのは、洗脳された結果のエゴ的な想念のこと、なんですね？

フムフムフム……。そうですか……。

ところで先生、この蕁麻疹は取りあえず、どうしたらいいんですかね……？　アレ、何かさっきより治まっているような？？？（自分の手や足を見る）先生何か、ヒーリングをしてくださったんですか⁉

先生　いえいえ、何もしていません。大体毒出しというのは、体が毒を出そうと頑張っているのですから、その症状を抑えるような治療はしてはいけないのです。するなら、むしろその排毒を促すような手当が必要です。

とはいえ、何らかの不快な症状は避けたいと思うのが人情ですから、動物のように、しばらくは、できるだけ静かにじっとしているしかありません。

ですが、いずれにしても、排毒自体は喜ぶべきことで、排毒は浄化ですから、排毒が済めば、毒が出た分だけ確実にきれいになります。

あ、お話が長くなってしまいましたね。

しばらくして、また気になるようなことがあれば、どうぞいらしてください。

私　はいー。では、蕁麻疹の大元をよく見つめてみます。どうもありがとうございました。

＊　＊　＊

というようなやりとりを、結構長々と、先生としました。

それで結局、その日は相談だけして、帰ってきた私でした。

ところがどうでしょう⁉　翌日の朝、自分の体をおそるおそる見てまたびっくり！　考えられない程酷くて、しばらくは消えるとは想像もできなかった強烈な蕁麻疹が、うっすらと跡は残っていたものの、ほとんど消えていたのです‼

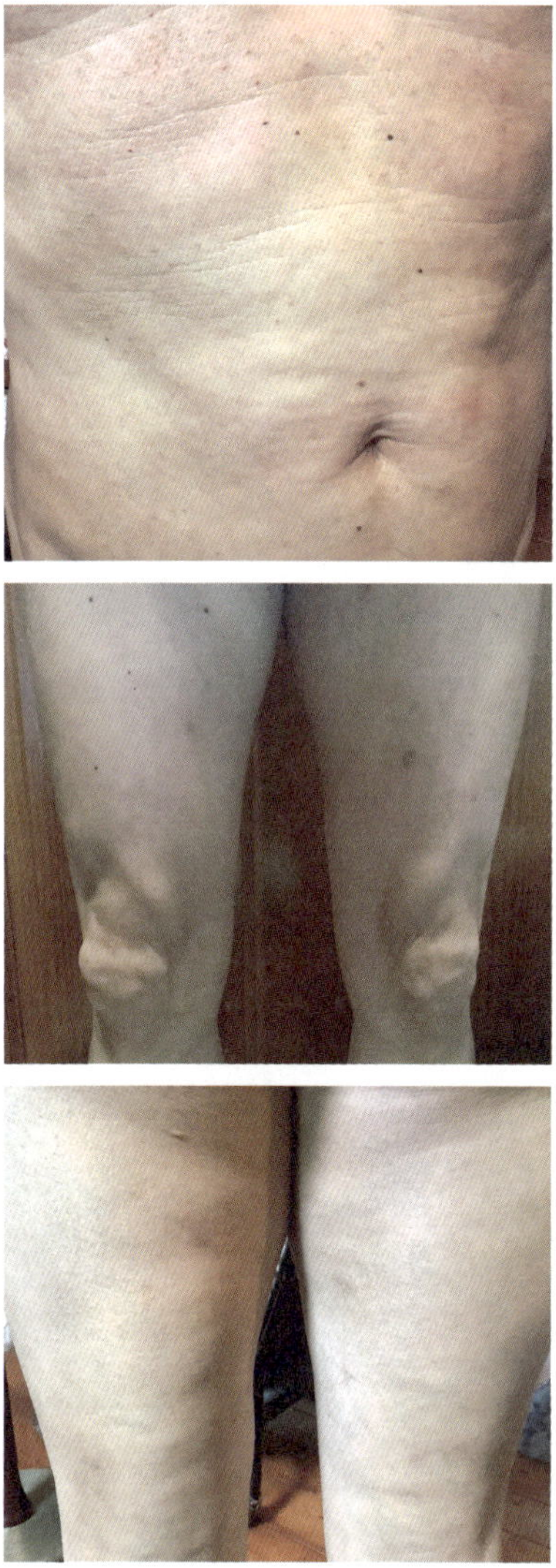

蕁麻疹はどこへ？　驚きの変化が起きていた

2　大異変から大逆転劇へ

毒想念が蕁麻疹に？

自分の体に起こった「奇跡」に震えがきて、思わず何度も手で体をなで回してしまいました。

まさか、毒想念が蕁麻疹として現れたというのは、私は正直、半信半疑でしたが、私が先生の話を理解しよう、受け入れようとした結果、こういうことになったという以外、これは考えられません。

今回、私に起きた「大異変」は、はからずも、「見えない想念」の変化が、「見える現実」の変化を生み出したのかもしれない、ということを強く実感することになりました。

支配者がしきりに勧めるコロナワクチンは、先生の言うように、明らかに、人間が洗脳されて溜め込んだエゴの毒想念と、関連があると言えそうです。

人間の「エゴ」を研究する

たった一日で、あの酷い蕁麻疹が治ってしまったので、早速先生にお礼の電話をかけることにしました。

ところが、電話がつながらず。私は外出のついでに、アポ無し訪問を決行することに。

ピンポーン。

私　あ、先生、こんにちはー。

先生　あれ、また来たんですか？

私　（また来たって……笑）

ほら（腕を見せる）、あの酷い蕁麻疹が、すっかり治ったんです。

そこで先生にご報告に来たんですが。先生のヒーリングのお陰です、ありがとうございました。

先生　そうですか、それは良かったですね。でも、私は何もしていませんよ。人の病気治しには、興味がありませんから。

私　興味ないって、先生はヒーリングをする人ですよね？

先生　いえ、違います。人は、病気になってもいいんです。でも私は、病気は勝手に治るものだと思っているから、そうなるだけです……。

私　えーっ！　はぁ？（ここは治療院だと思ってた……）

でも先生は、自然療法の研究をされているんですよね？

先生　いや、私がずっと研究してきたのは、人間の「エゴ」です。

私　はぁーーっ⁇（エゴを研究して、何になるんだか……？）

…………

じゃあ、まあ、私はこれで……。

先生　まあまあ、そう言わずに。私はジョイさんとお話しすることに興味があるので、せっかくなのでまあ、上がってください。

私　（小声で）先生は、興味があることしかしない感じですね。

先生　何か？

私　いや、何でもないです。

先生　人は神ですからね、自分が楽しいと思うことだけしていればいいんです。そうすれば、世界は良くなります。

私　はい。（何だ、聞こえていたよ。笑）

人類の目覚めのために「エゴ」を知ることが欠かせない

〜家に上がって、お茶を頂きながら〜

私　先生は、ずっと「エゴ」を研究されて来たんですか？

先生　そうです。「愛」について話す人は多いし、それを聴きたがる人も多かったのが、これまでのスピリチュアルだったと思います。

でも私はなぜか、人間のエゴについて知ることに、興味が尽きなかったのです。

でもエゴの話を聴きたいと思う人は、まずいませんよね？　だから私もこれまで、人に話す機会はありませんでした。

それにもかかわらず、私がひたすらエゴの研究をしてきたのは、これからの人類の目覚めに、エゴがどういうものであるか？　を知ることが欠かせないものだったからと最近分かりました。

私　それは、この前のエゴの毒出しのお話ですね。

先生　そうですそうです。宇宙的に見ると、エゴは愛の対極にあるけれども、そもそもエゴは愛の一部分なので、エゴを理解することは、愛の理解を深めることになるのです。

私　はぁ。私も実は、エゴを乗り超えようというブログを、今書いているんですが……。これもすごい意味があったんですね。(我ながら、そう思う)

人類相手の、支配と搾取のゲーム

先生　それでは、ジョイさんは何をしてきたんですか？
私　仕事ですよ。今は定年で退職しましたが、ずっと編集者をしていました。
先生　そうなんですか？　だから、なんか質問が多いんですね。
私　（苦笑）まあ、じゃあ、その質問ついでに伺いますが、この前私が一番驚いたのは、先生が、宇宙から見れば今のコロナもワクチンも素晴らしい、って言われましたよね？
　そのことがずっと頭に残っていて、でも実は、よくわからなかったのですが。
先生　まあ、そうでしょうね。今、コロナもワクチンも素晴らしい！　なんて言ったら、完全に闇側の人間に、間違えられますからね。
私　まさか、そうは思いませんよ（笑）。
先生　この前も言った通り、元々、コロナもワクチンも、宇宙の闇側の勢力の計画だった訳です。
　どんな計画かというと、彼らは何万年も前に、地球というこの惑星に目をつけて以来、ずっと人類相手に、支配と搾取のゲームを続けてきたんです。
　そのため、これまでの人類の歴史は、実は、支配者である彼らが、どれだけ効率よく人間から搾取できるか？　を追求してきた歴史であり、だから人間に対して、彼らは色々手を加えてきたのです。

私　人類相手の、支配と搾取のゲーム⁉　彼らが、人間に一体どんな手を加えてきたんですか？

先生　それはもう、彼らは人間の誕生から関わっていますから、すべてにおいてと言ってもいいです。彼らは人間を、自分たちのゲームをより面白くするために、まずは「高度な奴隷」の存在にしようとしたのです。

私　「高度な奴隷」って？

先生　人間は、あくまでも彼らにとっての搾取の対象なんですが、その奴隷があまりにもおバカだと、使い物になりませんよね？

　つまり奴隷は、自分たちの代わりになるくらい優れている方が、役に立つ訳です。

私　ああ、それが「高度な奴隷」という意味ですね。

先生　そうです。でもその一方で、奴隷があまりにも優れていると、自分達の存在が脅かされることにもなってしまいます。

　だから、人類が、ずっと奴隷として働くよう、宇宙の真実などは決してわかることがないように操作し、それを隠してきました。例えばその一つに、宇宙の真実と直接つながれる超感覚や超能力などを、働かせなくするという、肉体的な遺伝子操作があります。

私　奴隷にしておくための、遺伝子操作だったんですね？

先生　そうです。また、人類をコントロールしやすくするために、全世界を彼らと同様のピラミッド社会にさせました。

そして、常に上の者に従うことが正しいことだと思わせる、洗脳もしてきました。

例えば、ルールを守ることは正しいことだという常識を持たせ、**ルールは人々の幸せのためにあって、そのためには、一人一人が我慢する必要があるのだ、という誤った洗脳**をしてきました。

そして人間は知らないうちに、自らピラミッド社会を維持する方向に進んで生きてきたのです。これらはすべて、彼らが人類を洗脳してきたことの結果です。

真実は、一人一人に我慢を強いることで、人間が幸せになることは、絶対にありません。

私　先生、それって、結局いまのコロナワクチンのことを、言ってますよね。

先生　そうです。いつの時代も、こうした同じパターンが繰り返されてきたのです。

彼らの、人類支配の合理性を追求する流れの中で、人間をＡＩ（人工知能）化する方向に向かっていったのが、コロナや、コロナワクチンの計画でした。

大逆転劇を起こした宇宙の素晴らしさ

私　コロナは人口削減のためって聞いて、そう思っていましたが、それだけじゃなかったんですね？

先生　そうです。最終的な彼らの目的は、ワクチンで人類をＡＩ化することだったのです。彼らとしては、さらなる人類支配のゲームを極めようとしていたところだったんです。

私　この２年余り、世界中の政府も国民も、みんながコロナで騒いでいることは、彼らの思惑通りのことなんですね。

先生　だったんですね。（先生、ここでナゾの笑みを浮かべる）ところがですよ！　ここからが、最高に面白い所です。ここで、これからの大逆転劇が起こるんです！

もう私は、このことを理解した時は、宇宙の素晴らしさに本当に感動して、胸が一杯になりましたよ。

悪魔は自分たちを神と呼ばせていた

私　（ちょっと先生に呑まれて）へぇー。やっとコロナの正体をお聞きしたと思ったら、コロナの裏に、さらにまた裏があるんですか⁉

先生　裏というか、むしろ表なんですけどね。（笑）

その前に、私が闇側と言っている存在達のことを説明すると、まあ、彼らを俗に、悪魔といいますけどね。宇宙から見たら、彼らは宇宙の根源であるソースから、できる限り遠く離れることを探求しようとした「神」であり、ワンネスの一部なのです。

そういう意味では、人もワンネスであり、人間の肉体を持ってこの地球で遊ぼうと思った「神」なのです。つまり宇宙から見たら、同じワンネスの存在なのです。

私　えっ、悪魔と神は、絶対別のものですよね？　なのに、人間と闇側の存在が同じ「神」だなんて、どうして言えるんですか？

先生　ワンネスとは、全体で一つという意味です。

例えばそれは、大海とその一滴の関係に似ています。大海とその一滴は、一見違うように見えますよね？　でも本質的には全く同じです。一滴の中身は、大海そのものとなんら変わらないのです。

つまり宇宙のあらゆる存在は、すべて大海の一滴のようなもので、ワンネスの「愛そのもの」なのです。ただソースに向かう方に行くのか？　離れる方に行くのか？　という違いしかないんです。

ソースに向かうというのは、愛が増える方向で、ソースから離れるというのは、愛が少なくなる方向です。

だから悪魔は、ただソースから離れる選択をした存在であり、それはそれで、宇宙から見れば素晴らしいワンネスの存在である、ということです。だから、どちらにしてもワンネスですから、神なんです。

私　宇宙から見ると、神も悪魔も人も、みんな区別なかったんですかぁぁ!?!?!?（そんな話聞いたことないよ）

先生　そういうことですね。そもそも「神」という概念を人類に植え付けたのは、支配者である、彼らの洗脳によるものですからね。

悪魔が人類からエネルギーを吸い取るために、自分達を「神」だと呼ばせていたに過ぎません。彼らは、そのことを百も承知でいながら、地球でそういうゲームをしていたのです。

神がすることと言えば、自分の興味のある遊びをすることですからね。

私　ギャフン。じゃ、神ってなんだったんだあー!?（と、叫びたくなる）

先生　神とはあなたです。

私　いやあ、参りました。（笑）それで、どこが、大逆転だったんですか???

「エゴ」から「愛」の意識へ

先生　あ、そうそう。そういう存在である闇側の彼らは、人類を何万年も昔から支配してきて、この先もいけると思っていたのですが、今回は彼らにとって、非常にタイミングが悪かったんです。

この前もお話しした通り、地球の意識が、この3次元の闇側の支配に、もうほとほと嫌気がさしちゃったんですね。それで、地球は5次元に移行することに決めて、宇宙全体がそれを応援する形になったわけです。なので、今このことを、応援する側を光の存在と言って、闇の存在と戦ってくれていると思っている人も多いです。

私 そうそう、トランプさんみたいな？

先生 そうですね。それは見える次元で、そういった形に現れていますね。

でも、それは同時に、見えない次元での現れも必要になってくることです。

私 見えない次元での現れって？

先生 それが今一番大事なことで、人の意識の次元上昇が必要になってくるのです。

つまり、ひとりひとりの意識が「エゴ」から「愛」に変わらなければ、肉体を持って次元を上昇することができないのです。わかりますか？　それが見えない次元での現れということです。

私 なぜ「エゴ」から「愛」なんですか？

先生 これまでの3次元の地球は、闇側の支配によって、愛の量の少ない世界、つまり「エゴ」の世界だった訳です。

次元上昇といいますが、これは「いい」「悪い」ではなく、周波数の「高い」「低い」、あるいは波動の「軽い」「重い」の違いです。

エゴの世界は、愛の量が少なく、重い波動の世界だったので、そこから上昇するためには、愛の量を増やし、軽い波動の世界に行く必要があるのです。

それを、見えない次元、つまり一人一人の意識の中で、そういう変化を起こさなくてはなりません。

つまり、これまで洗脳されて身につけてきた、波動を重くするエゴ的な価値観を手放して、愛の多い、軽い価値観に、人間の意識をエネルギー的に変化させるということです。

大逆転劇——眠り込ませる計画が目覚めさせることへ

私　それがワクチンを打つことと、どんなふうにつながるんですか？

先生　それは人類の、深い眠り込みの状態と関係があります。

闇側は、地球の上空に、ベールと言われる膜のようなものを張り、宇宙のワンネスの愛の波動を届きにくくし、また、死んで肉体を失った魂も地球から出ないように、輪廻転生に誘導して、いわば地球に閉じ込めてきたのです。

そうやって、人類が深い眠りから覚めないよう、万全の対策をしてきました。

ところが余りにも深い眠りが続き、閉じ込めてきた闇側の勢力が今は敗れて、いなくなっても、ほとんどの人は、目を覚ますことができなくなってしまったのです。

でも実は、こうなることも宇宙では想定内のことであり、人類の眠りを覚ますことに、宇宙は多大の努力をしている真っ最中です。

つまり、神である人間の自由意志を最大限に尊重しながら、宇宙の大きな愛によって、人間の目覚めを促しているんです。

……ジョイさん？

私　はい、眠り込まないように、聴いています。

先生　こうした宇宙の真実がたとえ今明かされても、受け入れることができない人がほとんどです。

なぜならば、これまで身につけてきた価値観を、全く逆にしなければならないからです。

しかも、人に説明されて分かるというレベルでは、分かったことにはならないのです。自ら気づいて、何を選択するかを、自分で決めなければなりません。

そういう問いに、見事にぴったりとはまったのが、闇の計画を逆手に取った、コロナとコロナワクチンだったのです！

私　それが、大逆転劇、ということですか？？？　……なんと**人類を眠り込ませる闇の計画を、光の側が、人類を目覚めさせることに使った、**ということなんですか⁉

松葉茶を作ってみる

松葉の様々な摂取法

松葉の摂取法には、松葉サイダーだけではなく、松葉を煎じた**松葉茶**や、生葉をミキサーで砕いた**松葉ジュース**などがあります。

特に最近は、松葉茶についての関心が高まっているので、改めて松葉茶の作り方をご紹介します。

今は松といえば観賞するものになってしまいましたが、もともと松は、食用あるいは薬用で、いざというときの非常食でもありました。

ですから、いきなりお茶として飲み急ぐのではなく、まずは生の松葉にさわっていただき、葉の色や柔らかさや匂いを感じてほしいと思います。

松の木には様々なものがありますが、身近にあるのは、赤松か黒松でしょう。

実際は松による効果の違いはほとんどないようですが、強いて言えば、松ヤニが多く葉の柔らかい赤松のほうがよいといわれています。

松葉を噛んでみる

まずはできれば、初めは松葉を1本からでも直接口に入れてみるといいです。松は先が尖っているので気をつけて、よく噛んで味わってみてください。初めての場合は、青臭かったり、意外な酸味を感じたり、爽やかな清涼感があったりと、驚くかもしれません。

松葉の驚くべき豊富な栄養素は、本来は熱などの手を加えず、まるごと摂ることが理想です。

生の葉を噛むのは、初めは大変ですが、じきに味にも慣れてきます。

慣れてきたら、20本くらいの松葉を、ゆっくりと口の中で噛めるようになると、目を見張るほどの効果が感じられると思います。

免疫力は高まり、体中の活力がみなぎり、血液循環が良くなって、若返りの効果があります。

ですので、できれば、松葉はお茶としてではなく、

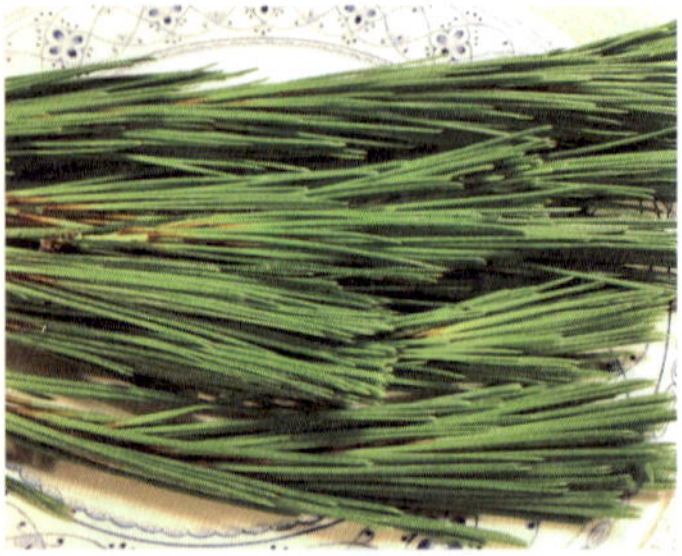

松葉は柔らかいので先が尖っていても大丈夫です

生の葉から摂り入れるのが、本当は一番効果が感じられることと思います。

松葉ジュースとしていただく

松葉ジュースにするのも、簡単にできます。火を通さないので、松葉茶より松の栄養をそのままいただけると思います。

松葉5グラムと、水200〜250ミリリットルを、ミルサーかミキサーに30秒位かけるだけです。

できたものを茶こしでこして、でき上がり。

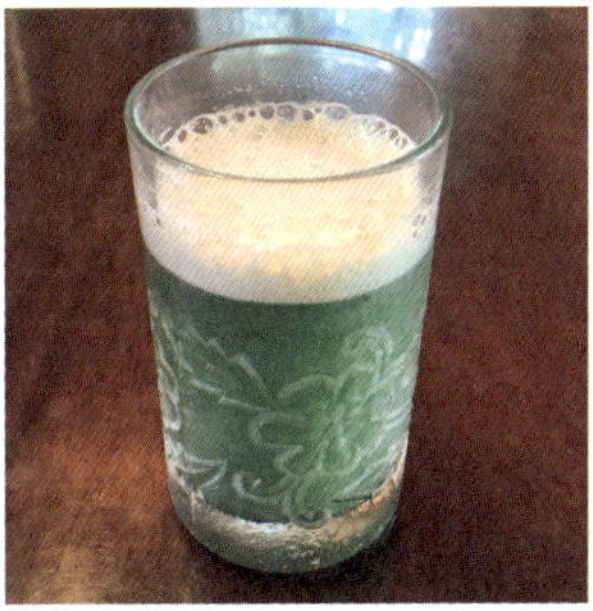

鮮やかな色の〝青汁〟です

ストレートで飲みにくい場合は、飲める程度に、水で薄めてください。

リンゴジュース、カルピス、はちみつ等で、甘みをつけると飲みやすくなります。

できたものは、冷蔵保存で、1週間程持ちます。1〜2リットルを濃いめに作り、飲む時に、水やぬるま湯等で薄めて飲むと、手軽で毎日続けやすいです。

松葉茶の作り方——生の葉の場合

松葉茶には生の葉を使う方法と、乾燥させた葉を使う方法があります。生の葉を使う方法ですが、春夏ですと新芽がよいです。新緑がとても美しく、見るからに生命力に溢れています。

生の葉を使った松葉茶の作り方です。

1　松葉の新芽を採取し、水で洗います。(健康な木は、たくさんの松ヤニが付いているのでべたべたしますが、それが大事です)

2　松葉を小枝から外します。(栄養は減りますが、苦みも減るので、茶色い元のカサの部分を外すか、切り落としても良いです。また松葉を外した小枝も、別に使えます)

3　はさみで松葉を適当に細かく切ります。

4　土鍋があれば、500ミリリットルの水と、切った松葉をひとつかみ（10グラム位）入れ、火にかけて弱火で沸騰させます。

5　沸騰してから、薄めに飲むなら2~3分、しっかり栄養を摂りたいのであれば10

6　分位を目安に、煎じます。（長時間になるほど、苦みと渋みが出ます）

7　火を止めて、飲むのにちょうどよい熱さになるまで、少し置くと良いです。

茶こしでこして、いただきます。

葉の中にもたくさんの松ヤニが入っているので、お茶がやや白っぽい感じになります。

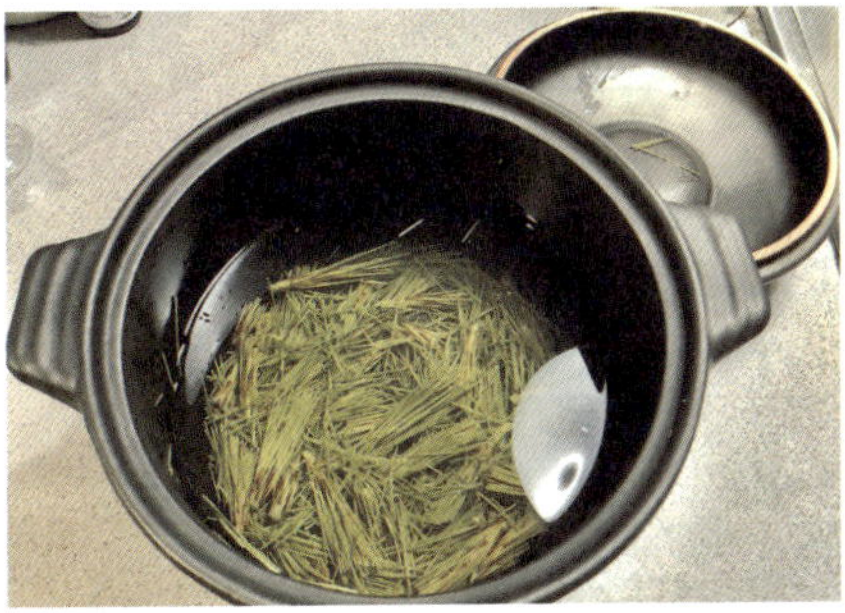

一晩置いて煎じ直すと、味が深まります

これはテルペン精油といって、不飽和脂肪酸と言われており、コレステロールを分解する働きがあります。

味は薄いので、ほかのお茶（例えばほうじ茶や、玄米茶など）とブレンドして飲むのもお勧めです。

ちなみに私は、土鍋一杯に生の松葉を小枝ごと切って入れて、煎じています。

そして一日中そこから、飲みたいときに掬《すく》って飲むようにしています。

松葉茶の作り方――乾燥させた葉の場合

次に、乾燥した松葉は、長期保存に向いているので、採取して時間が経ってしまった松葉は、乾燥させてお茶にします。

その場合、緑を残した状態でも、完全に乾いて茶色くなった状態でも、お茶にできます。

日陰干しだと緑を残した状態になります。完全に茶色くなるまで干す場合は、天日干しにします。

乾燥させた松葉での松葉茶の作り方は、

1 生の葉のときと同じように、苦みを取りたい場合はカサを取り除きます。(理想的には取り除かない方がいいです。カサには松ヤニがたくさん入っているので)

2 できれば、ミルサーでパウダー状にすると成分が抽出されやすくなります。

3 あれば土鍋で、1リットルの水に10グラム位を入れ、弱火にかけて沸騰させます。

4 1~2分、煎じます。

5　茶こしで松葉をこして、いただきます。

土鍋で煎じるのがベストですが、急須に入れたい場合は、少し多めの15グラム程度を入れて、熱湯を注ぎます。

そして3～4分置いて、好みの濃さになったら、いただくこともできます。

このように、乾燥させた松葉の場合は、緑茶のように飲むこともできます。

松葉はとても新陳代謝を活発にさせ、老廃物を排泄《はいせつ》させる力が強いので、まずは1日1杯程度から始めてみてください。

量よりも、継続することが大切です。

さらに、お茶としてどうしても飲みにくい場合は、料理をするときの水代わりに、お茶を使うとよいです。(みそ汁、スープ、カレー、シチューなど何でも)

そうすれば、味を気にせずに松葉の栄養をしっかりと摂ることができるので、大変お勧めです。

以上、松葉茶の作り方の一例を挙げてみましたが、作り方に決まったものはないので、飲みやすいように自分で作り方を工夫してみてください。

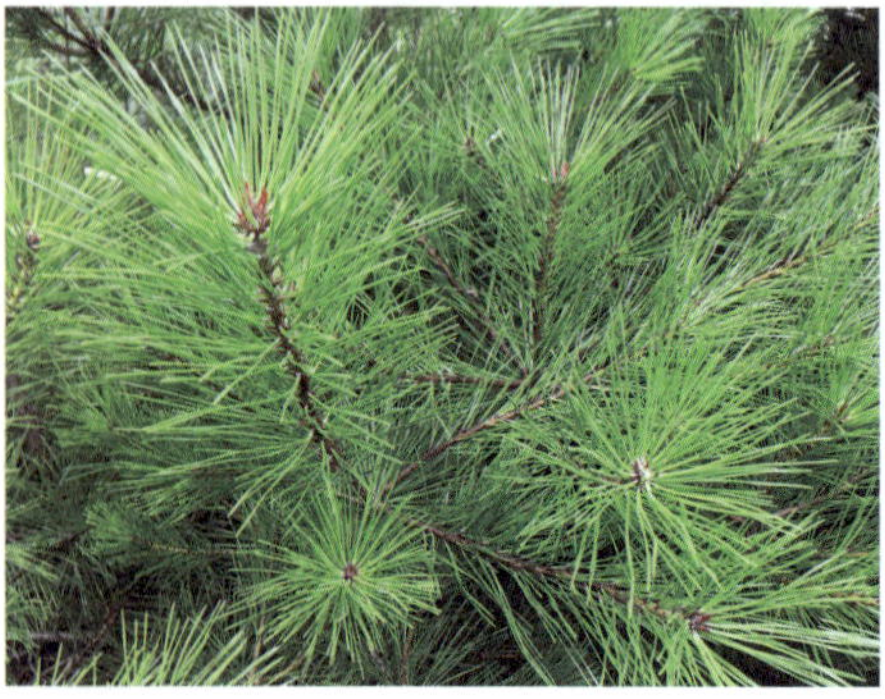

第3章

ワクチンを打って、目覚める選択

1　ワクチンで本当に目覚めるか、目覚めないか

コロナワクチンの裏の裏は表

先生との会話で、ここまでのところ、「陰謀論」にとても詳しい（！）私としては、コロナとコロナワクチンを、次のように理解していました。

2019年末から始まったコロナや、その後のコロナワクチンが、すべて茶番であるということ、それが闇の勢力による、人口削減のためであるということ。

だから、政府の勧める毒ワクチンを信じた人々が、ワクチンを自ら進んで打ち、それによって副反応の健康被害が、非常に多くの人に出ていて、実際に、何人の人が亡くなっているのか？　それが本当のところは、今全く分からない状態であるということ。

だから、この茶番に気づいている人々は、できるだけ家族や友人がワクチンを打たないように、止めようとはするものの、同調圧力に負けてしまう人が余りにも多いという現状。

さらに、コロナにかかることもない子供までを巻き込んで、政府はワクチンを打たせることに必死になっているということ。

などなど。

それが、コロナとコロナワクチンの裏だと、私は思っていました。

ところが先生は、その裏のさらに裏があり、それが実は表だというのですから、これはもう、聞かない訳にはいきません！　私は時を忘れて、先生の話に聞き入ってしまいました。

「エゴのおもり」で深く眠り込む

私　それが、大逆転劇、ということですか？？？　……なんと人類を眠り込ませる闇の計画を、光の側が、人類を目覚めさせることに使った、ということなんですか⁉

先生　そうです。ここからが、少し分かりにくい所なので、分からなくなったら聞いてください。

私　はい。（背筋が伸びる）

先生　そもそも、人類の眠りとは、ワンネスである神の意識が「自分」というものを忘れ、「人間の体」という乗り物に乗って、この3次元の地球で遊ぶために、必要なことでした。

だから本来、魂は、人間が死を迎え、肉体という乗り物から出た後は、またワンネスの神の意識に戻りたければ「戻る」、というのが自然なことだったのです。
「戻る」というのは、自分が神であるということを思い出して、ワンネスの意識に戻ることです。

私　じゃあ元々は、人間は眠りから覚めたければ覚めることができて、神の意識に戻ることができたんですね？

先生　そうです、そういう地球の時代もありました。
ところが闇側は、人間を奴隷にとどめておくために、人間が肉体を失っても、また輪廻転生によって人間に生まれ変わるよう操作していたことは、前にお話ししましたよね。
それによって、人間は生まれ変わっては死に、また生まれ変わっては死に、ということが延々と繰り返されることになりました。

私　闇側によって、故意に輪廻転生から出られないようにされてしまった、ということですね？
それが、人類の深い眠り込みということなんですか？

先生　そうです。「眠る」ということの意味は、自分が神ということを忘れるというふうに言いましたが、これは神からしたら、とても難しいことなのです。

私　（笑う）

先生　だってそうですよね？　ジョイさんは、自分が誰であるかを忘れるって、そんな簡単にできます？　最近は、認知症になればそれもできるかもしれませんが、神が自分を忘れるなど、本当はとてもできないことなのです。

でも神にできないことはないですからね。それで、どうやってそれを可能にしたかというと、**自分に「エゴのおもり」を付けることによって、神である自分を忘れる**ことができたのです。

私　「エゴのおもり」って何なんですか⁇

先生　「エゴ」とは「自分さえ良ければいい」という価値観ですね。そのエゴを、波動を重くするおもりにしたということです。

そのエゴの価値観が、自分の肉体だけが自分だという意識へと、人間を深く眠り込ませていったのです。

私　要するに、そうやって深く眠り込んで、ワクチンを自ら進んで打ってしまうような、人類の意識状態、なんですね？

先生　だんだんいい質問が出てきましたね。そうですよ！　毒ワクチンを、国や権威ある者が勧めるからといって、自分から喜んで打つんですよ。

これまで、インフルエンザワクチンでさえ、テレビコマーシャルまではなかったのに、それが、架空のコロナウイルスが恐ろしいというその雰囲気だけで、完全に、怖がらせられちゃっているんですよ。

これはもはや、思考が停止状態になっているんです。いくら何でも、眠りが深過ぎますよね？

私　こんなに眠りが深かったら、もう目覚めるなんて不可能なんじゃないんですか？

先生の話を聞いていると、私のように陰謀論を知っている人でさえも、この状況から抜け出すのは、無理なことのように、思えてきます。

先生　そう、見える次元ではもう、絶望的です。

でも、前にお話しした見えない次元では、この人類の目覚めに関しても、完璧な筋書きが用意されていたのです。

私　えっ、それは一体何ですか⁉

先生　えっ？　ジョイさん。それがコロナじゃないですかあ。（笑）

私　あっ、そっか。（頭をかく）先生、そういえばずっとそう言ってましたよね。でもやっぱり、それはどうつながるのでしょうか？

「霊性」を高めるためのコロナワクチン

先生　ちょっとまだ、先が長いんですよ。（笑）

今まで、見える次元での、人類の眠り込みの話を散々してきましたが、今度は「眠り込み」ということを、見えない次元、つまり宇宙からの視点で見ることもできます。

この3次元の地球は、波動的に重い世界なので、自分にエゴのおもりを付けることによって、自分が誰であるかを、忘れてきた訳です。

波動的に「重い」か？「軽い」か？に善悪はありません。「重い」ことが悪いことでも、「軽い」ことが良いことでもないです。

が、自分が誰であるかを忘れ、エゴのおもりが付いた状態は、宇宙的に見て、「霊性が低い」状態にあるということです。

私　出ました、「霊性」！「霊性」って、何ですか??

先生　ここでは、一般的な「霊性」の言葉の定義ではなく、例えば、見える次元での「人間性」に当たるものが、見えない次元の「霊性」に当たると考えてください。

だから人間には、霊的な側面の「霊性」が、誰にでも必ずあるのですが、そういう自分自身の霊的な側面ということを、どのくらい理解しているかによって、「霊性」の高さが違ってきます。

つまり、「霊性」が高いとは、自分が神であるということを完全に受け入れ、理解している状態のことです。

これは、ワンネスの愛そのものの状態ですね。

それに対して「霊性」が低いとは、自分の霊的な側面に対する理解が少なく、あくまでも自分の体だけが自分である、という価値観にとどまっている状態です。

つまりワンネスの神の意識からは、遠く離れた状態をいいます。

私　自分が神であることを忘れてしまうと、「霊性」が低くなってしまうということですか⁉「霊性」って、そういう意味だったんですか？

先生　そうです。でも「霊性」の「高い」「低い」と善悪は、関係ありませんからね。だから、人間の眠り込みが深いと、その霊的側面である「霊性」も、とても低くなってしまうんですね。

これまでは、人類は深く眠り込んだ状態で、「霊性」が低い状態のままに、3次元の地球に生きてきました。でも、これから5次元の地球に生きるためには、人類は、自分が本当は誰であるかを思い出し、「霊性」を高める必要があるのです。

私　現状は、深く眠り込んで、目覚めてない人ばかりなので、「霊性」を高めることなんかできないですよね？

先生　その通りなんです！　実はそのための、コロナワクチンなんです。

私　えええええ⁉

先生　人類の霊的な側面を「霊性」と言いましたが、それが本来、自分の本質であり、ワンネスとつながっている意識の部分なんですね。

だから、見える次元で本人が眠り込んでいたとしても、いわば、見えない次元での自分は、ワンネスの意識と常につながっています。

だから、今のこの宇宙的な大変化の時期に、自由意志によって、3次元にとどまるか？　地球と共に5次元に行くか？　このどちらかを、自ら選ぶことになっています。

私　みんな、5次元に行きたいと思っているんじゃないですか？

先生　そうとは限りませんし、どちらが良いとか、悪いとかいうことでもありません。このまま魂が深い眠りを続けることも、可能なのです。それも一つの選択です。

但し、これまでの3次元の地球はもう存在しないので、これからは、地球に似た他の場所でということになります。

一方で、魂が5次元に行くことを希望しても、闇側が、故意に人類を眠らせる遺伝子的な操作をしてきたこともあって、見える次元で目覚めることを受け入れられず、深く眠り込んでいる人々がほとんどなのが今の状態です。

ワクチンで闇側に操作された遺伝子を書き換える

私　今、よく、人類は2極化している、とネットで目にしますが、このことと関係があるんですね？

先生　そうです。そこで、コロナワクチンです。

そのネットで言われている2極化とは、単純に言えば、ワクチンを打つ人と打たない人、ということですよね？

でも、見えない次元での選択は、もっと複雑です。

例えば、ワクチンを打つという選択をまずした場合、その結果、すでに亡くなった方々もいますが、それはまさに、この時期、まだ魂が目覚めることを選ばなかった結果です。

そして、今一番多いパターンは、眠り込んだままワクチンを打ったものの、様々な副作用が現れている場合だと思います。

それは、人類の体にかつて闇側が、人間の「霊性」を低くさせておくために、遺伝子を操作した部分があるので、ワクチンによって遺伝子的にそれを書き換えるということが、起きているのです。

このワクチンには、人類初のｍＲＮＡが入っているので、元の状態には戻れないとよく言われていますが、実際の所は、これまでの、闇側による遺伝子操作をされた人間の状態には、戻れないということを意味するのです。

私　えええ⁇　じゃあ、ワクチンって、打った方がいいんですか？

先生　それも本当に、魂レベルで、本人が選択しています。

なぜワクチンを進んで打つことを選ぶ魂がいるのか？　というと、それは魂レベルで、本人が自力で目覚め、自ら「霊性」を高めていくということが難しいと判断した場合です。

見えない次元での自分は、５次元に行くことを望んでいるとしても、見える次元では、本人の眠り込みが深く、簡単には目覚めることができないので、「霊性」を高めることは難しいのです。

そこで、見える次元で、ワクチンによって強制的に、闇側に操作された遺伝子を改変しようとするのです。

5次元に移行するのに大切なのは、あくまでも「霊性」を高めることです。

本来それを自力でできればよいのですが、余りにも眠り込みが深いと、それが難しい訳です。かといって、見えない次元においては、人は神なので、「霊性」を高めることを誰かに助けてもらうということはできないし、助けてもらわなければならない存在でもないのです。

私　じゃあ、本人が無意識のレベルで、ワクチンを打つとどうなるかを、わかって打っているということですね??

先生　そう、あくまでも見えない次元では、やむをえない選択をしている、とも言えます。

そして、ワクチンを打ったということは、本当に目覚めるか？　目覚めないか？　の選択をすることを、光側がさらに促しているということです。

ワクチンを打って、やはり目覚めない選択をする場合もあるでしょうし、そこから、目覚める選択をする場合も、まだあるでしょう。両方の可能性が、まだまだあります。

ワンネスは、最大の愛をもって、すべての魂にチャンスを与えているわけです。

ワクチンを打たない選択をした人も、これからが大変

私　ワクチンを打っても、そこから目覚める場合がある、ということは、例えばワクチンを打ったことを後悔している、とか？

先生　そういう場合もありますね。

目覚めには様々な方法があるので、何が正解ということはありません。

だから例えば、ワクチンを打たない選択をした魂は、取りあえず現時点では、ワクチンのmRNAに頼ることなく、見えない次元において、自力で「霊性」を高めることを決意した人だと言えます。

と言っても、これもいい悪いではなく、これまで眠り込んできた人間にとって、自力で「霊性」を高めることは、誰にとっても容易なことでないのです。

そういう意味では、ワクチンを打たない選択をした人々も、別の意味でこれからが大変なんです。

私　えええっ？　自分はワクチンなんか、絶対打たないと決めていたから、これが正解だと思っていました。でもそれが、大変なことになるんですか？　どう大変なんですか？？？

（ここで額の汗を拭く）

人が集まるとエゴが湧く

先生　まあちょっと、この辺で一息入れましょう。この話の先も、まだ長いんですよ。
　ところでジョイさんは、松の木のブログで何を書いているんですか？

私　あっ、「松の木」じゃなくて、「松の葉」のブログです。この間私は、ひどい蕁麻疹になったことを書きました。

先生　えっ？　そうですか。でも、松葉を食べて蕁麻疹になったなんて、誰も読んでくれないでしょう？

私　(笑)いや、先生のお話を聞いて、治ったという記事を書いたんです。あれは、本当に私もびっくりしましたからね。あの時は、先生の話を丹念に思い出して、夢中で書いたんですよ！　そしたら、急に読者数が増えました！

先生　えっ、そうなんですか？　まあ、中身の濃い話でしたから、ジョイさんの編集者魂が目覚めたんですね。(笑)

私　そうなんですよ！　私にとって、先生のお話はものすごく衝撃的で、まさに編集者の血が騒いだんです。そして先生を紹介してほしいとまで、言われたんですよ！
　だから一度、お話会なんかどうでしょうか？　この話を、私だけ聞いて終わりにはしたくないです。

先生　確かに、エゴの話ならいくらでもできますよ。長年、本当にエゴを研究してきましたから、私ほどエゴを理解している人は、いないはずです。（先生、フフッと笑う）でもね、ジョイさん、私は知っているんですよ。

私　知っているって、何を？

先生　あなたと二人ならまだいいんです。でも、これが3人、4人、5人と人が集まると、もうそこに、何らかのエゴが入ってくるんですよ。

今まで人が、グループでも組織でも、あるいは宗教といったものを作ると、必ずそこに、いつの間にかピラミッド構造ができ上がるのが、これまでの人間社会のあり方なんです。

というのも、一人一人の人間が、自分は何らかの点で欠如している存在で、他に求める必要があるということを前提に生きているからです。「エゴ」がそこに入り込むと、自分は欠けているという意識がさらに増し、もっと多くのものを望むようになっていくんですよ。

私　えーっ、そうなんですかあ？

先生　まあでも、私の場合は、「エゴ」友の会を作ったとしても、まず人は集まらないでしょう。（笑）**人はこれまで、エゴを強くすることによって生き延びることができた**という、無意識の前提がありますから、これまでの3次元の社会では、人は無意識に、エゴをやめる方向に行くことを拒む傾向があるのです。

私　それが、これからエゴから愛という、真逆の価値観になるんですよね！
　じゃあ、あえて、そこは必要じゃないですか⁉　エゴの第一人者？　である先生に、そこはぜひお願いしたいです！（ぺこり）

先生　ジョイさんとこうしてお会いしたのも偶然ではないことは、もちろんわかっています。私には、これも宇宙からの合図だと受け取れるので、じゃあ、ぜひ、どんな形でこの話を進めていったら良いのかを、一緒に考えてみましょう。

私　それは、ありがとうございます！
　確かに先生の話は、はっきり言って、今の世の中とギャップがあり過ぎて、私でもついていくのが、正直大変です。（笑）こうしてブログに書くだけでも、私自身、何度も眠りそうになりました。

先生　（笑）で、ジョイさんのブログの読者は、どの位いるんですか？

私　まあ……、まだほとんどいません。（汗）

先生　それは良かったです。（笑）人が集まると、エゴが湧いてきますからね……。
　ではまず、これから、こうしたジョイさんとの会話の機会を持つことにして、ジョイさんの編集力で、私の話をまとめて頂くのがいいでしょうね。
　ジョイさんのブログと、奇跡の出会いを果たした読者の方々とは、それだけでも魂的なつながりが、必ずありますからね。

2　宇宙的に見て、地球は次元上昇祭り

支配者の言いなりになっている日本人

先生のご了解を得たところで、（いや、逆に私が課題を与えられた？　ところで）やっぱり昨今のコロナワクチンについて、私の中には、まだ、何かもやもやしているものが残っていることに、気づきました。

私自身は、打つつもりなどもちろんないですが、でも、世間一般では、言われるままに、1回、2回と、進んで打つ人が後を断ちません。

私には、それが全然良いことだとは思えないので、機会があるごとに、それは毒だから、人にはワクチンを打ってはいけないと言っています。

だからといって、打ちたがっている人を説得するのは至難の業で、感謝されるどころか、何度か、逆切れされる目にも遭っています。

要するに、政府や支配者のやっていることは、これでもかという程、ますます露骨になる一方ですし、それに対して、日本人は余りにも従順というか、どこまでもその言いなりになっている人がほとんどだとしか、私には思えないのです。

このような現状を、果たして先生はどう思うのか、私には、聞かずにはいられなくなってきました。

ワクチンは眠り込む人を見える次元で解毒

私　ところで先生、私は結局の所、このコロナワクチンが、果たしていいのか？　悪いのか？　ここの所、はっきりしてもらっていいですか!?（思わず熱くなる）

先生　（至って冷静に）そうやって、何事も白黒つけたくなるのがエゴなんです。（笑）

この見える次元は、あくまでも分離を経験する次元であり、善悪のような「2元的な価値観」を追求する次元なんです。

だから、白か黒か、あるいは善か悪か、という問いが絶えず生まれてきますが、宇宙からの視点は「多次元的な価値観」ですから、善も悪もなく、「愛そのもの」しかありません。

前にも言った通り、その根源的な「愛そのもの」から離れていく方向と、向かっていく方向があるだけです。だからそのどちらかが善で、どちらかが悪ということも、ありません。

私　でも先生、ワクチンを打つことは、愛から離れていくから悪いことで、ワクチンを打たないことは、愛に向かっているから良いことだ、とは言えませんか？

先生　善悪はないと言っているそばから、善悪と言ってきますか？（笑）

ワクチンを打つことは、見える次元で、どんな理由があろうとも最終的には人が選んでいる、というお話はしましたね？　つまり、見える次元で目覚める可能性が薄く、自力で霊性を上げることができないから、ｍＲＮＡのワクチンにより、遺伝子的に改変することによって、見える次元で解毒するということを選ぶのです。

しかしそれによって、闇側に操作された遺伝子を解毒する時のダメージを避けることはできませんが、５次元の地球に、霊性が低い状態からでも生きられるチャンスが得られるのです。

私　うーん、そうかあ。確かに、ワクチンは毒なんだから悪いと思っていたけれど、そうともいえないんだ……。

先生　そうです。コロナワクチンは、元々別の意図で作られたものでしたが、地球の次元上昇のこの時期、光側により、それが全く逆転しました。

深く眠り込んでいる、自力で霊性を上げることのできない人のためには、見える次元で、ワクチンは遺伝子的に解毒するチャンスだからです。

とはいうものの、解毒は簡単なことではなく、肉体的にも非常に負担がかかりますから、それはそれで大変です。

でも眠り込みが余りにも深いと、見える次元で目覚めることができないのです。
そういう魂のためには、ｍＲＮＡのワクチンは、むしろ救いです。見える次元で目覚めていなくても、５次元へ行ける可能性があるからです。
その一方で、目覚めないことを選択することも、もちろん自由です。その場合は、ワクチンを打つことによって、今の肉体を離れることになります。

私　ということは、目覚めることが絶対にいい、という訳ではなく、目覚めなくても、またいということなんですね？　要するに、「全部いい」って話ですか？

先生　そうです。**エゴがなくなれば、世の中「全部いい」**って話なんです。

私　！！！！！

先生　だから、ワクチンを打つことによって、５次元に生きることができたとしても、そういう魂は、エゴの学びを、その後、ゼロから始めていくことになります。
いわば、霊的なリハビリが必要になってくる訳です。

地球は次元上昇祭りなので、自分を盛り上げる

私　じゃあ、私が言うのも何ですが、私のようにすでに目覚める過程にあって、ワクチンを打たないと決めている人が、シェディングで健康被害を受けてしまうのは、果たして良いことだ

と言えるんですか？　ワクチンを打たない人は皆、それを気にしていますよ。

先生　そもそも長い間、人類は誰もが、深く眠り込んでいたのです。全員が闇側の遺伝子操作の悪影響を受けており、多かれ少なかれ、エゴの価値観を身につけて生きてきたことは、確かです。そうじゃないと、生きていけなかったからです。

だからまさに、ワクチンを打って、そのスパイクタンパク質の毒をまき散らしている人のお陰で、ワクチンを打っていない人も、図らずも解毒させてもらっているのです。

だから、それによって、ワクチンを打った人と同じような症状が出るのです。

私　なるほど、そう言えば先生は、シェディングで私がひどい蕁麻疹が出た時、闇側によって刻み込まれたエゴの毒出しだって、さかんに言ってましたよね？

先生　そう、それでジョイさんが、蕁麻疹が毒出しだということを認め、理解することによって解毒できたので、症状はそのまま消えたんでしたよね？

そこで、ジョイさんのエゴは減ったはずです。但し、玉ねぎの皮1枚分ですが。（笑）

私　えっ、私は、完全にひと皮むけたと思いましたが。（笑）

先生　いえいえ、人のエゴは、玉ねぎの皮のように厚く何層にも重なっているので、そう簡単には全部はなくなりません。

私　ということは、またシェディングでしょうか⁉

先生　善悪の判断がなくなれば、「恐れ」はなくなります。だからシェディングを受けたら、喜んだらいいんですよ、これでひとつ、またエゴの解毒ができたと思って。
だってジョイさんは、迷わず、もう目覚めると決め、5次元の地球に生きることを目前にしているんですよ！　このワクワクした状況に、せっかくなんだから、もっと自分を盛り上げていくのがいいと思いますけどね。
宇宙的には、今地球は「次元上昇祭り」をしている所なんです。もう全宇宙の注目の的ですよ。

私　ええ？　これって、人類の惨劇ではなく、ビッグフェスティバルだったんですか!?　まるで真逆じゃないですか。(笑)
(果たして、このコロナのご時勢で、お祭り気分を味わっている人なんて、いるんだろうか……？)

先生　宇宙的視点からすると、そういうことになりますね。

私　それじゃあ、先生のお陰で、シェディングも楽しみです……。(なんて、私には、まだとても言えません)

宇宙的には良いことしか起こらない

ちょうどこの時、先生に来客があり、まだまだ話は尽きなかったのですが、私は後日またお目にかかる約束をして、お暇《いとま》することにしました。

帰る道すがら、なぜか外の景色が、より美しく見えるのは、気のせいなのか？　不思議と心が軽くなった気がしました。

赤松のつやつやとした葉や、草地に咲くヨモギの薄緑や、ハルジョオンの白い花の一群などが、いつになくきれいに眼に入ってきます。

２０２０年初めから、コロナの話を聞かない日はない毎日で、陰謀論を知れば知る程、出口が遠のくような気がしていました。

それで、私の気持ちは結構重くなっていたことに、今気がつきました。

よく耳にする「これから人類の黄金時代が来る」という話と、このコロナが一体どうやって結びつくのか？　と、私にははなはだ疑問でした。

でも確かに、先生の言われる所の「宇宙的な視点」からすれば、すべて「良いこと」しか宇宙には起こらないのは、当たり前のような気もします。

なぜなら先生が言うように、宇宙は「愛そのもの」であり、「ワンネス」だとしたら、そこに悪いことなど、起こりようがないと思います。

いやむしろ、何が起きても、宇宙にとっては万々歳だ！　という宇宙的な視点に立ったからこそ、先生は、今の地球の状況を、「次元上昇祭り」だと言われたのに違いありません！

視点が変わるだけで、これほど物事が全く違って見えるのは、私には新鮮な驚きでした。

青ぼっくりのいろいろな利用法

青ぼっくりは栄養価が高い

春から夏にかけて、松の木には新しい松ぼっくりがついています。
これは黄緑色をしていて、**青ぼっくり**ともいわれます。

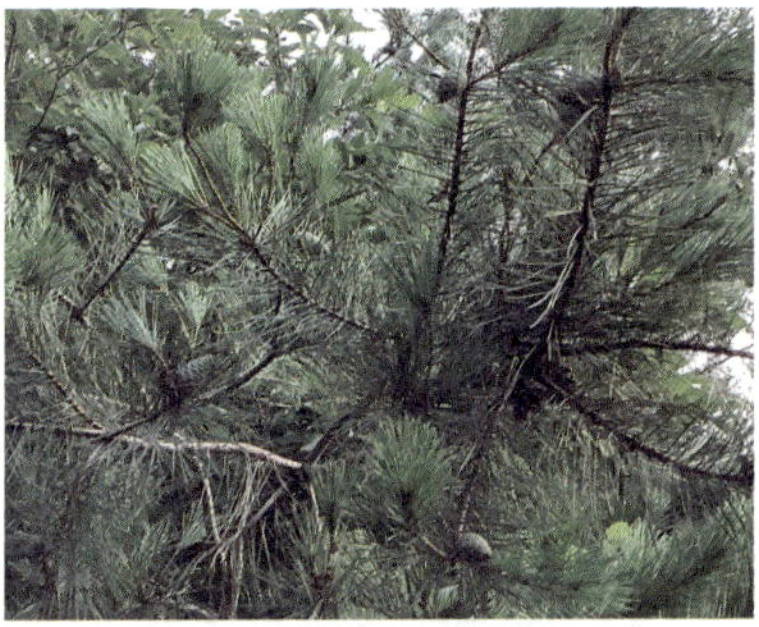

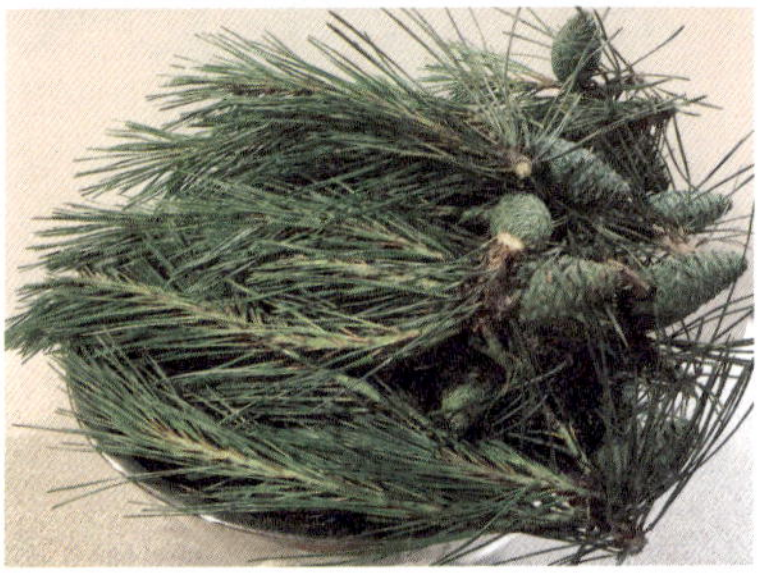

青ぼっくりは5月位に目立ち始め、8月が盛りになります

これは松の果実であり、松葉よりも松ヤニや生命力が豊富で、より香ばしく、栄養価も高いものです。

青ぼっくりには、体にとって必要な物質が大量に含まれています。その組成は、ビタミンA、B、C、K、タンニン、カリウム、セレン、エッセンシャルオイル、マグネシウム、カルシウム、アルカロイド、鉄、リン、ビオフラボノイドなどです。

これらは、抗炎症作用や免疫力を高め、ビタミンが体を活性化します。

そして毒素を排除するのに役立ちます。

昔から松ぼっくりは、咳を抑え、痰の分離を促進することに即効性があるといわれていました。

さらに、以下のような驚くべき効能があると言われています。

血液循環の改善、視力の改善、血管の強化、利尿作用（むくみを取る）、心筋の強化、貧血の改善、不眠症の改善、神経系と脳の機能の正常化、関節疾患を改善、代謝や消化器系のすべての臓器の働きを刺激する、がん細胞の形成を防ぐ。

など、目を見張るものがあります。

ロシアでは、伝統的に様々な病気の治療や予防のために、青ぼっくりが使われてきました。

民間療法には、様々なレシピが存在します。

青ぼっくりを使った保存食もいろいろとありますが、私が調べて使えそうだと思ったものを、ご紹介します。

青ぼっくりのシロップ

6月くらいまでの、まだ小さな（3センチくらいまでの）青ぼっくりは、柔らかくアクも少ないので、加工しやすいです。

でも、4センチ以上の少し成長した青ぼっくりも、松ヤニがより増え、加工はしにくいですが、様々なものに十分利用可能です。

一番のお勧めは、**青ぼっくりのシロップ**です。

材料は、青ぼっくりと砂糖（あればレモン）。青ぼっくり1：砂糖1、レモンは適量。

（手や鍋には松ヤニがどうしても付きますので、手袋を使い、松ヤニが付いても大丈夫な鍋を用意してください）

1　青ぼっくりを洗って、1～2日、たっぷりの水に漬けて、アクを取ります。（ヤニを完全に取る必要はありません）

2　漬けた水を捨てて、鍋に青ぼっくりと水を入れ、10～15分、沸騰を続けます。そして、ゆでこぼします。

3　鍋に青ぼっくりを戻し、ひたひたよりも多めの水を入れ、砂糖と（あれば）輪切りにしたレモンを加え、再び火にかけます。

4　20分くらい沸騰させ、甘さなど味見をして、ちょうどよいところで火を止めて、粗熱《あらねつ》が取れるまでそのままにします。色は、赤っぽい感じになっていればOKです。

5　冷めたら茶こしなどでこして、保存瓶に移します。

6　できあがり。

お好みで、水や炭酸水で割って飲みます。焼酎や日本酒で割って飲むこともできます。青ぼっくりのさわやかな風味をお楽しみください。

青ぼっくりのジャム

青ぼっくりのジャムは、シロップと工程はほぼ一緒

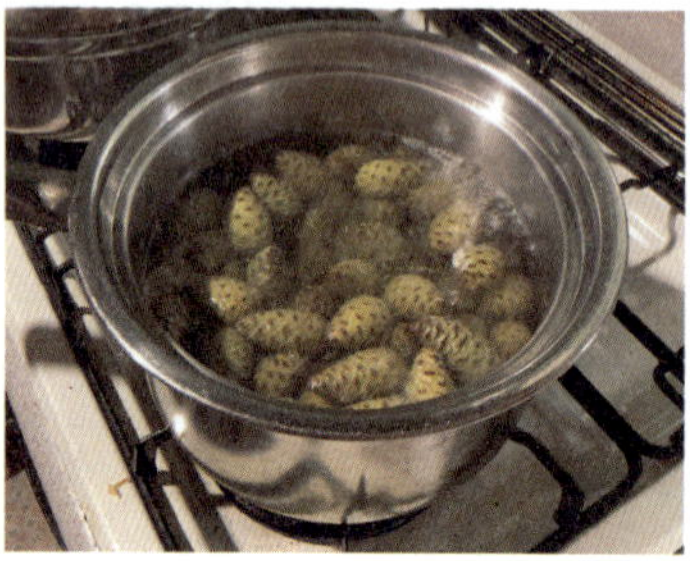

青ぼっくりを水で煮て沸騰させ、ゆでこぼす

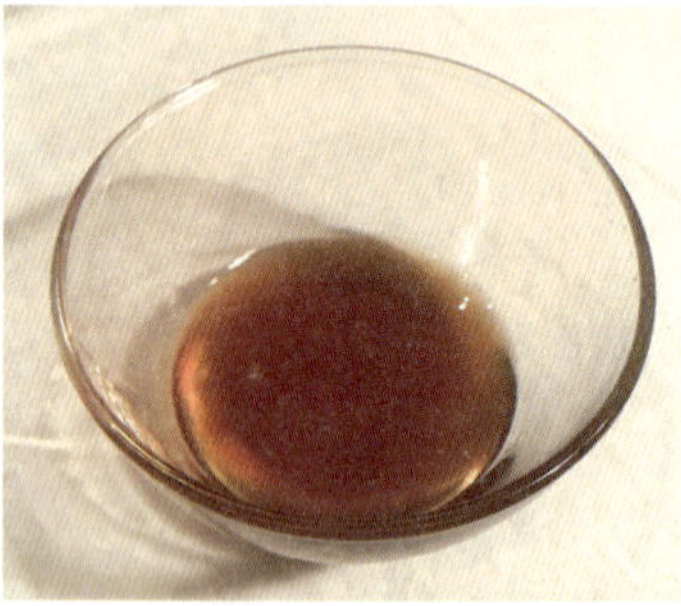

青ぼっくりのシロップ

です。

砂糖を多めにし、水分が減るまで気長に煮込んでいきます。

水で煮たときには白く濁った状態ですが、砂糖を入れて煮込むと、だんだん赤くなっていきます。

緑の松ぼっくりから赤いジャムができるのは、とても不思議ですね。

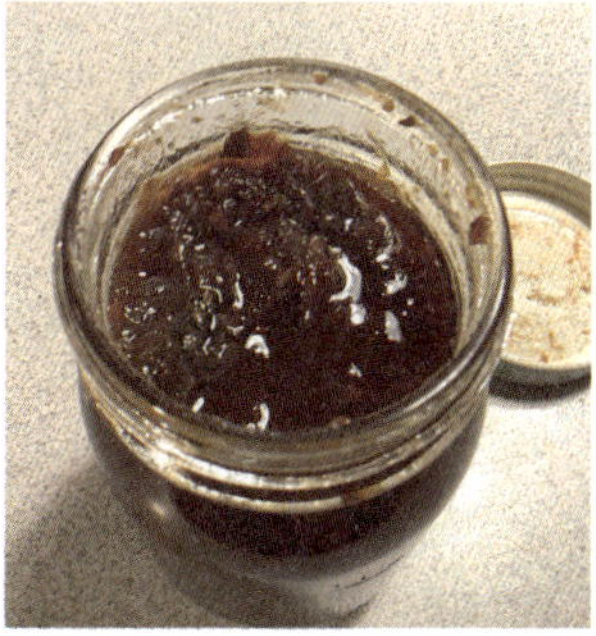

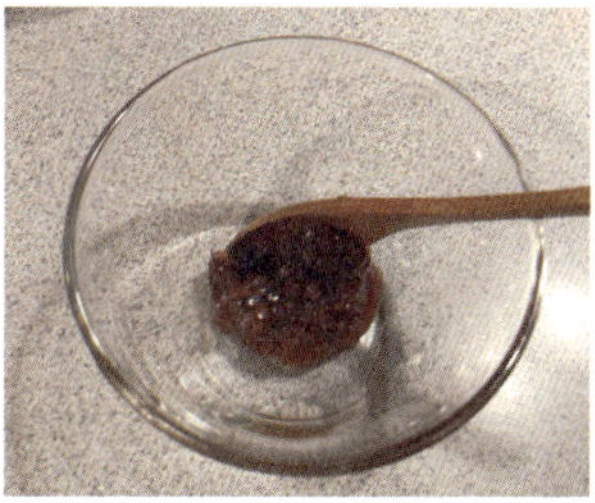

青ぼっくりのジャム
砂糖と煮込むと赤くなる

青ぼっくりはちみつ

次は、**青ぼっくりはちみつ**の作り方です。

これは、青ぼっくりをはちみつに漬けるのではなく、そのまま瓶に砂糖を入れることによって、青ぼっくりからエキスが染み出し、とろとろの状態になるので、青ぼっくりはちみつと言われています。

材料は、青ぼっくりと砂糖を、１：１・５の割合で用意します。

1　青ぼっくりを洗って、軽く乾かします。
2　清潔な瓶に青ぼっくりと砂糖を交互に、ガラス瓶いっぱいになるように入れます。
3　徐々に砂糖が溶けて、液体状になっていくので、しばらく冷暗所に置いておきます。（瓶をひっくり返して混ぜたりせず、砂糖から青ぼっくりが出ないようにしてください）
4　1ヵ月くらい経つと、完全に液体になって、はちみつ状になります。（青ぼっくりはしぼんだ感じになります）
5　できあがり。

とても青ぼっくりだけでできたとは思えない、甘くおいしいはちみつのようになります。

これを松葉茶に入れてもいただくこともできます。

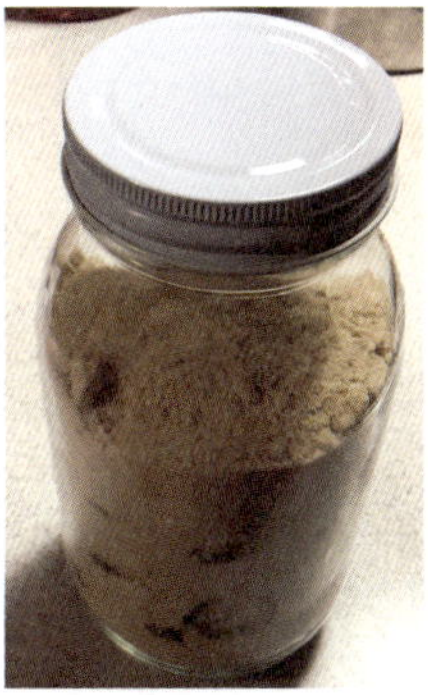

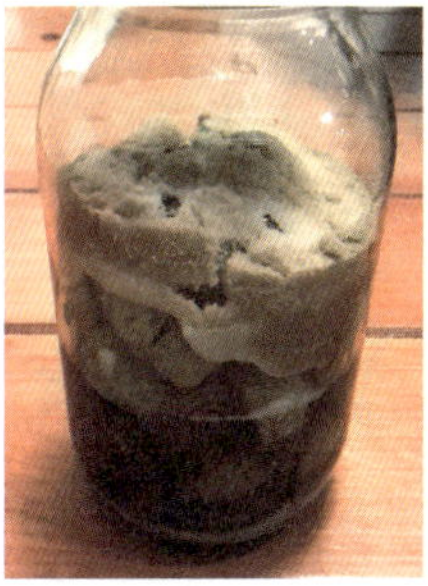

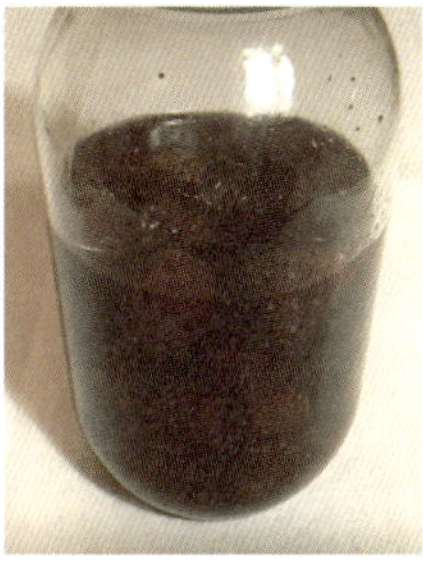

青ぼっくりはちみつ
砂糖につけて1ヵ月くらい置くと（上中）、やがてはちみつ状になる（下）

青ぼっくりのリキュール漬け

次に、**青ぼっくりのリキュール漬け**です。

よく洗った青ぼっくり150グラムに、35度のリキュール220グラムを足して、瓶に詰め、蓋をします。

2〜3週間置くと、松のエキスが染み出して栄養豊富なお酒になります。

これを毎日大さじ1杯いただきます。

チンキとして、肌をうるおす化粧水に足すこともできます。

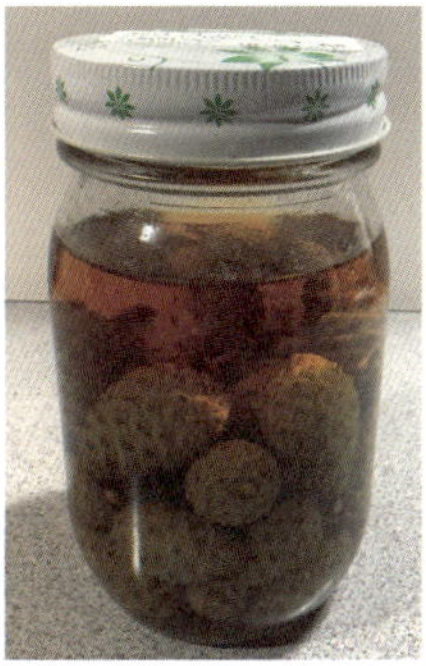

青ぼっくりのリキュール漬け
薄茶色のお酒ができる

青ぼっくりのお茶

お茶として飲む場合には、できるだけ実を小さく切ったほうがいいです。固くて切れない場合は、鍋に青ぼっくりと水を入れて、火にかけて沸騰させ、しばらく冷まして、また火にかける。これを繰り返すと、エキスが出やすいです。最後にこして飲んでください。

青ぼっくりの保存

最後に、青ぼっくりの保存ですが、ロシアでは春先に青ぼっくりを摘んで、冬まで保存します。

長期に保存する場合は、乾燥させる方法もあります。その場合は、オーブンに40度で50分間入れると、速く乾かすことができます。完全に乾いたものであれば、1年以上もつようです。

生命力のかたまりのような青ぼっくりなので、よろしければ、日々の健康にお役立てください。

第4章

ワクチンは「盲従」という人類のエゴを毒出しする

1　松葉もワクチンも解毒する

エゴを顕在意識で理解するのは難しい

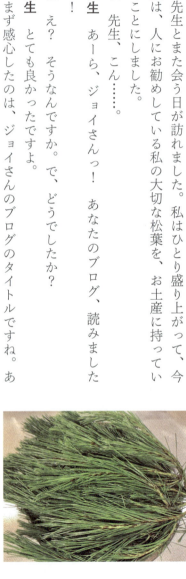

先生とまた会う日が訪れました。私はひとり盛り上がって、今度は、人にお勧めしている私の大切な松葉を、お土産に持っていくことにしました。

私　先生、こん……。

先生　あーら、ジョイさんっ！　あなたのブログ、読みましたよ！

私　え？　そうなんですか。で、どうでしたか？

先生　とても良かったですよ。

まず感心したのは、ジョイさんのブログのタイトルですね。あ

れ、私の話を聞いただけあって、うまくつけましたねー。

あの「ワクチンと松の葉　～自分さえ良ければいいというエゴをどう乗り超えるか～」。

私　いえいえ、あれは、私がブログを始める前に、ふと思いついて、私が自分で決めたんですよ。

先生　ま、言われれば、偶然初めから、先生とコンビを組んでいたみたいですよね？（笑）

（笑）でも本当に、私の言葉を、想像以上によくまとめてくださいました。

かなり、多岐にわたるお話をしたので、それをつながった形にするのは、難しかったと思います。

私　（頭をかきかき）いやあ、正直な所、本当に大変でした。先生の言葉を書いていると、なぜか必ず、寝落ちしそうになるんですよ。

先生　書いている本人が眠くなるようなブログも、珍しいですよね。多分多くの読者も、眠くなることでしょう。

私　（苦笑）

先生　でも、それでいいんですよ。エゴの話は、顕在意識で理解することは、実は難しいのです。

人は潜在意識にまで、深くエゴが刷り込まれているので、無意識の内に、エゴを理解して手放すことへの抵抗があるからです。

その抵抗が出ない程度に眠って頂いた方が、エゴの話は却って頭に入ってきます。

私　やっぱりそうなんですね。(笑)

でも、そこで私が眠ってはブログが書けないので、この松葉を嚙み締めて、眠り込みを乗り超えました。(笑)

今日は先生に、この松葉を差し上げたいと思いまして。(と言って私は、松葉を差し出す)

先生　まあ！　つやつやとした、緑鮮やかな松葉ですね！　赤松の新芽でしょうか？　立派な松葉ですねー。ありがとうございます。

今日はちょうど、この松葉とワクチンのことをお話ししたいと思っていたんですよ。

私　そういえば、先生にまだ、松葉のことをお話ししたことはなかったですよね？

松葉は、コロナワクチンが引き起こす血栓症を食い止め、ワクチンによって体内に入った毒を、解毒する働きがあります。

(先生、ここでコーヒーをすする)

副反応やシェディングに悩む人達の間でこのことが話題になって、今、急に松葉茶が注目されて、全国的にどこでも売り切れ状態になっているんですよ。

先生　らしいですね。

私　松は栄養豊富で、葉も松ぼっくりも幹も枝も、捨てる所がないと言われます。

昔から松葉は非常食として大事にされ、お城の周りに植えられたりしてきました。

ロシアでは、春先にまだ柔らかい松ぼっくりを獲って、ジャムやシロップなどの保存食にします。

（先生、またコーヒーをする）

ビタミンやミネラルが豊富で、若返りの効果があるとも言われます。

でも、最近の日本ではそのことも忘れられ、せいぜい庭木や盆栽にする程度で、松に目を向けることも少なくなってきました。

それがこのコロナで、突然脚光を浴びたんです。

尖った松葉もスパイクタンパク質も解毒する

先生　ジョイさんは、まさに松葉に目覚めたって訳ですね。

実は、松葉には覚醒を促す成分があるのです。

コロナワクチンの中に、ｍＲＮＡというスパイクタンパク質が入っているのは、よく知られていますが、それが人間の遺伝子の組み換えを起こすことにより、以前の体には戻れない仕組みになっていると言われます。

これが、闇側の遺伝子操作により人間の霊性を低くとどめてきた部分を、新しく書き換えることになるのだと、この前お話ししましたよね？

つまりある意味、**スパイクタンパク質が、闇側の遺伝子操作の解毒をしている**ということです。

これは、見える次元で目覚めることができない程、深く眠り込んでいる人間にとっては、それでも体を持って5次元に行くために必要なチャンスだから、これも良いことなのだとお話ししましたよね？

だから、目覚めるのが難しい人にとって、コロナワクチンは解毒のために必要な訳です。

けれども、スパイクタンパク質は遺伝子を破壊し、人の体には毒なので、その毒を体が出そうとして、様々な副反応が出てくる訳です。

頭痛、発熱、肌の発疹、下痢、嘔吐、不正出血等。

それらは、体が何とか毒を出そうとしている反応です。

それに対して、松葉は、スパイクタンパク質の毒を解毒する働きがあります。

面白いことに、スパイクタンパク質の「スパイク」という言葉のイメージも、尖った松葉のイメージも、同じものがありますよね？　それは同じように解毒の働きをするからです。

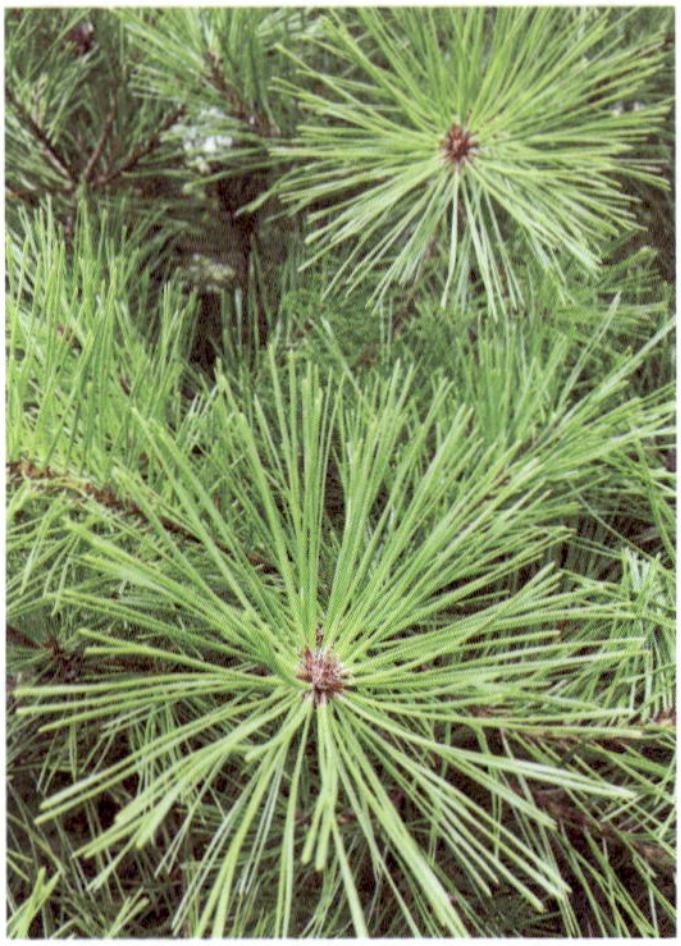

但し松葉は、スパイクタンパク質よりも波動が高いのです。

地球には様々な植物がありますが、この中には、元々、地球創生期に他の星から持ち込まれたものが、たくさんあります。

中でも松は、高度な精神的文明を持つ星から持ち込まれたものでした。

それが今回、地球が一足先に植物を連れて5次元に上昇したので、元々、松に潜在的に備わっていた高い周波数の癒しの波動が、今現れる状況になったのです。

だから松葉の解毒の効果は、その波動の高さゆえに、スパイクタンパク質よりも遥かに上回るのです。

それで副反応に苦しむ人々が、松葉茶等で症状が落ち着いたり良くなったりするのには、そういう理由があります。

松葉はエゴの部分にも癒しの効果を発揮する

私　先生、ちょっとちょっと、待ってください！
私は今頃わかったのですが、スパイクタンパク質には、実は闇側による遺伝子操作の部分を、破壊して、改変するという働きがあったんですね。そのことを「解毒」といっている訳ですか!?

松葉も「解毒」だとは知っていましたが、コロナワクチンも「解毒」だったということですか⁉

でも、何とコロナワクチンの「解毒」は低い波動の「解毒」で、松葉の「解毒」は高い波動の「解毒」だと、そう仰るんですね⁉

先生 そうです。もちろんこれは、だからどちらが良いということではないですからね。

両者は同じように、人類にとっての「解毒」なんですが、波動の高さに違いがあります。

ですから、松葉の効果というのは、実は大きく3つあります。

① まず、ワクチンを打った人の解毒のために有効であること、

② そして、ワクチンを打っていない人が健康被害を受けている、シェディングの解毒にも有効であること、

③ これが特に大事なのですが、ワクチンを打っていない人で、今健康被害がない人にも有効なのです。

なぜなら、**人は誰しも闇側から洗脳されたエゴの部分を持っている**ので、その**エゴの部分に対しても、松葉は、強い癒しの効果を発揮する**からです。

だから**松葉は、人類の覚醒を助ける**ことになるのです。

私 は、はー。(三つ指をつく)

私のブログの波動が、私の知らぬ間に上がりました！(笑)「ワクチンと松の葉」が、こん

なにも引っ繰り返る話だったとは。驚きで、もう言葉もありません……。

盲従こそが、闇側に植え込まれたエゴの毒

私　でも先生、実は私は、結構早い時期から、ネットで松葉茶の情報を知っていたんですよ。それで、ワクチンのどんな成分が副反応のような害を及ぼすのかとか、シェディングで体調が悪かった人が、松葉茶で良くなったという人の話とか、調べると色々分かってきたので、松葉の良さを伝えたいと、私はブログを始めたんです。

でもネットの情報では、そこまでが限界でした。

つまり、コロナワクチンがいかに悪いものなのか？　そしてその害を松葉で解毒できるらしい、それで実際に良くなったという経験をした、せいぜいネットの情報はそこまでです。

でも世の中はいまだに、「コロナは怖いので、ワクチンを打ちましょう」、「ワクチンを打てば、安心できます」という情報ばかりが溢れていて、それがまかり通っているんですよ。

先生　世の中皆、「モウジュウ」ばかりですからね。

私　えっ、「猛獣」？（あの、ガオーという？）

先生　いえ、「盲従」です。

私　（笑）

先生　実はその**「盲従」こそが、闇側の遺伝子操作で植え込まれたエゴの毒**なのです。

つまり、宇宙的な視点からすると、今、人類からどこまでその「盲従」を引き出せるか？　それを最大限引き出そうとする役割を果たしているのが、例えば、コロナワクチンの大規模接種などです。

「盲従」はエゴなので、そのエゴに自分で気がついて従わないという選択を自らできれば、このワクチンを打つことを選択することはありません。

「盲従」という深い洗脳は、闇側が人類をずっとコントロールしてきたということで、常に人は、上に立つ者や、強い者の言うことが正しいに違いないと思って、それに従おうとします。

しかしまず、その**「盲従」から目覚めないことには、人類の「霊性」の進化が始まらない**のです。

私　なるほど、そうだったんですか。

先生は、「闇側」という言い方をされますが、要するに、あの、爬虫類型宇宙人の、レプティリアンのことですよね？（ついに、ズバリと言ってやった気分！）

闇側の地球支配ゲーム

先生　私が「闇側」と言っているのは、有名なレプティリアンの方々だけではないからです。

日本人にも、色々な人がいるのと同じで、レプティリアンにも、様々な考え方をする存在がいます。

闇側には、たくさんの種類の宇宙存在もいて、体を持たない者さえいます。

だから、そういう闇の勢力は、それはもう、数々のグループ、派閥を持っていて、それぞれに争ったり、つるんだり、寝返ったり、裏切ったり……、まあ、色々ある訳です。

それで、彼らはエネルギーを吸い取り合うという「地球支配ゲーム」をしてきたのです。

だから彼らは、人類をゲームの駒のように考えているのです。

私　え？　今の状況は、人類vs.闇の勢力ということではなかったんですか⁉　そういう闇側同士の争いの中で、人類は、単なるゲームの駒のような存在だったんですか？（そんなのアリか⁉）

先生　まあ、駒と言っても、奴隷と言っても、家畜と言っても、彼らにとっては、皆同じですね。

私　（もっとひどいじゃないか……）

先生　だから、闇の勢力は、人類など別に敵だとは思っていないので、人類と戦っているつもりはありません。

彼らの頭にあるのは、いかに効率よく人類から搾取し、自分達のエネルギーを補給できるか？　だけです。

私　人類から何を搾取しているんですか？

先生　物質とエネルギーの両方です。

まずは、彼らが、ゲームを面白くするために取り入れたお金や、財産や、権力などですね。

そしてもう一つは、人間の持つ感情のエネルギーです。特に、ネガティブな重い波動の感情を彼らは好むのです。

私　ああそれは、辛い、苦しい、悲しい、怒り、恨み、ねたみ、憂鬱、暗い、不機嫌、ふさぎ込む、ドヨ〜ン……（それは、オレのことか）といったような？

先生　いくらでも出てきそうですね。（笑）

まあ、人間にとっては、どれもお馴染みの感情ですからね。

そして彼らは、そういったものを搾取するために、人類を互いに争わせたり、天変地異や、テロを起こしたり、今回のような疫病を起こしたりして、恐怖心をかきたててきました。

それもこれも、彼らが情報を操作して洗脳し、人類の意識をコントロールすることによって、彼らの思い通りにしてきたのです。

だから元々、メディアや教育というものは、彼らのその目的のための重要な手段でした。

ということは、それは決して、人類の幸せのためのものであるはずがないということは、わかりますよね？

私　あー！　それであそこまで露骨に、ワクチン接種を勧めてくるのですね？

テレビのCMまであったかと思えば、ワクチンを打つと10％割引とか、ご優待とか、特典とか、色々と付いてくる。（笑）

もう、それは呆れる程で、みんなに「これは何かおかしい」と気づいてほしいということなんですね？

それはつまり、人々が果たしてどこまで「盲従」するのかを、試しているんですね⁉

ワクチンを打つことは「盲従」という最大のエゴの毒出し

先生　宇宙的に見ると、地球が5次元に上昇するこの時期においては、**「盲従」が、人類のエゴの最大の毒**なのです。

だから、コロナワクチンは、まず、その毒出しのためのものだったのです。

だから少しでも、そのワクチンのおかしさに気づけた人は、「盲従」のエゴが少ないということで、自分から打たないと言えるのです。

それに対して、眠り込みが深く、ワクチンを打ちたいと思ってしまう人、あるいは同調圧力の中で、簡単に打ってしまう人は、「盲従」のエゴにかなり毒されているので、コロナワクチンを打つことによって、そのエゴを解毒する必要があるのです。

私　そうか、そういうことだったのか！（ガッテン！）

このコロナで、私は人口削減などと聞いていたので、人類は完全に、被害者であると思っていました。

でも、先生の言われる「大逆転劇」とは、実は、人類は、闇側の被害者という訳ではなくて、**コロナワクチンこそ、人類が解毒しなければならなかった、「盲従」というエゴの毒の、毒出し**だった訳ですね！

先生　そうですね。それが、人類に良かれという、宇宙の大きな流れの中でのことなのです。ところで、体もそうですが、病気の原因になっている毒を出すことによって、人は健康になりますよね？　これを普通、解毒と言っています。

同じように、見えない次元で洗脳され、取り込んでしまった、エゴという名の毒を出すことによって、「霊性」は高くなるのです。

その**エゴの解毒のためのコロナワクチンなのですが、松葉も同じこと**です。

私　ああっ！　「解毒」ということで、ワクチンも松葉も、同じ目的になるんですね!?

私のブログのタイトルは「ワクチンと松の葉」で、元々、対比の意味で私は並べたんですが、全然意味が違ってきました！（苦笑）

先生　宇宙的な視点からすると、すべてにおいて、違いはあっても、それが「良い」「悪い」ということはないですからね。

松葉の苦みは強力な解毒の働き

先生　ところで、松葉を触った時、どんな感じがしますか？

よく見ると、ほかの植物と違い、葉は細く尖っていて、先端も鋭いので、うっかり触れた時「痛っ」となりますよね？

松葉は、この葉先からものすごく強い「気」が出ていて、高周波を発しています。

でもそれが、それより低い周波数のものにとっては、心地よいというよりも「痛み」と感じるのです。

松葉を食べたり、お茶として飲んだ時も同じように、おいしいというよりも、強い苦みや、まずさを感じますよね？

でもそれは、松葉のエネルギーが高く、それよりもエネルギーが低いものにとっては、同じようにそれが「痛み」のように感じられるということです。

私　じゃあやっぱり、同じ解毒とはいうものの、松葉の解毒の方が上で、ワクチンの解毒はそれより下なんですよね？

先生　上が良くて、下が悪いという意味なら、違います。

というより、上には上の役割があり、下には下の役割がある、と言った方がいいかもしれません。

「盲従」のような、非常に重い波動のエゴの毒に対して、それを解毒できるのは、同じように重い波動の、コロナワクチンなのです。

それに対して、盲従の度合いがそれよりは少ない場合は、軽い波動の松葉が、解毒の役割を果たすのです。

但し、盲従の度合いが少ないとはいえ、多かれ少なかれ、人類は皆エゴの洗脳を受けているので、松葉のような軽い波動かつ強力なエネルギーを持つものが、その解毒には必要になってくるのです。

だから、上が良くて、下が悪い、ということではありません。

私　なるほど、波動は奥が深い……。

つまり、コロナワクチンは、「毒をもって毒を制す」だし、松葉は、「良薬は口に苦し」ということでしょうか？（と、分かったような顔をしてまとめる）

2　宇宙的な視点で毒出しをしないと霊性を上げられない

コロナもワクチンも全部素晴らしい

私　（お菓子を頂いた後、まじめな顔をして）先生、それにしても、やっぱり「モウジュウ」って、怖いですよね？　獰猛《どうもう》な奴が多いですし……。（と、やっぱりあの、ガオーの「猛獣」が頭から離れない）

先生　ジョイさん、遊んでるでしょ？（笑）

私　ええ、まあ。（笑）でも、改めて伺いますが、「盲従」って、どうしてそれがエゴだと先生は言われるんですか？「盲従」って、そんなにいけないことなんでしょうか？

人は誰でも、子供の時から、親や先生の言うことを聞くように、育てられてきたんじゃないですか？　それがいけないことだと言われても、理解するのが難しいのですが？

先生　本当は、「エゴ」という言葉の意味から説明しなくてはならないですね。

人は「エゴ」の意味を、言葉の上では知っているつもりだと思っているのです。

私　わかりますよ。自己中心的とか、自分勝手なイメージですよね？

先生　そうですね。そういう「エゴの人」はいると思っても、自分は「エゴ」ではない、自分だけは違うと誰もが思っています。

つまり、「エゴ」とは人ごとなんです。

私　まあ、普通そうですね。

先生　これまでは、その程度の理解で良かったかもしれませんが、今地球は「次元上昇祭り」の真っ最中というお話をしましたよね？

つまり大事なことは、これまでの3次元的なものの見方ではなく、5次元的なものごとの理解が必要になってくるということです。

私　3次元的なものの見方とは、つまり表面的な理解ということで、5次元的というのは、それより深い理解ということでいいですよね？

先生　まあ要するに、それは**「宇宙的な視点」で物事を見る**ということです。

以前にも言いましたが、この場合の「宇宙的な視点」とは、「ワンネス」であり、「根源的なソース」の視点ということです。

そしてこの「宇宙的な視点」は、「愛そのもの」の視点でもあります。

ですからそこに善悪の判断はなく、**「すべてが素晴らしいという視点」**だということを、いつも忘れないでほしいのです。

私　えーと。なんか、私には急に難しくなってきたんですが。要するに、愛から見るとコロナもワクチンも全部素晴らしい、と前に先生が仰った、あれですよね？

先生　まあそうですね。すべてを生み出した宇宙の根源的な愛から見れば、全部が素晴らしいということです。

だから、宇宙的な見方からすると、「自分さえ良ければいい」というエゴも、「自分だけは」という点において、最低限の愛はある訳ですから、そのエゴは、愛と別のもの、あるいは、愛と対立するものではなく、いわば「愛の対極にあるもの」と言えます。

つまり、**エゴはふところの深い「愛」の一部分**だという理解が必要なのです。

私　つまり先生は、エゴも愛の一部分だと仰るんですね？

だから、これまでお話ししていた「毒」も、愛の一部分だと考えているんですよね？

先生　そうです。だから、毒出しと言っても、毒を悪と考えている訳でもないですし、闇側に対しても、敵と考えている訳ではありません。

私　え⁉　闇側の、あのレプティリアンの野郎（いや、失礼）は、人類の敵ではないんですか⁉

先生　もちろんです。それどころか、闇側の存在があったからこそ、この地球の３次元世界はここまで面白くなったのです。

闇側のいわばネガティブな働きかけにより、人間に入った神は、自分が誰であるかを完全に忘れ、とことんまで人間になりきることができました。

そのため、人類は多種多様な物事を経験することができ、ひいてはこの宇宙全体が、この地球のお陰でさらに充実したものになったのです。

私　じゃあ……。充実し過ぎて、地球は今、こんなにめちゃくちゃになっちゃったんですね⁉

（もう、破れかぶれです）

先生　その通りです。

私　（えーっ、合ってた⁉）

盲従というエゴは続けられない

先生　闇側と人類は、決して敵対する関係ではなく、実は対等です。

だから両者は、闇を深くすることに同意して、共に宇宙の根源的なソースから離れる経験を、この地球で追求していったのです。

闇側と人類が共に創造した経験が、ここまで極まったからこその、今の「めちゃくちゃ」なのです。

つまり、コロナにしても、ワクチンにしても、今の世の中が最高にひどい状況だと思って当然なのです。

なぜなら、今こそ、闇が極まったそのピークに当たるからです。それは言い換えれば、愛の対極にあるエゴがその極みに来た、ということなのです！

私　あのー……、私の睡魔も極みにきているのですが、（私の好きな）「モウジュウ」の話は、どうなったのでしょうか？

先生　今、ちょうど出てくるところです。その「エゴ」の極みが「盲従」なんですよ。

そしてそれは、闇側と人類が、タッグを組んで極めていった、「エゴ」なんです。

だからこそ、まずその**「盲従」のエゴ出し、毒出しをしないことには、人類は「霊性」を上げることも、次元上昇することもできません。**

そのための、コロナとコロナワクチンなのです。

「盲従」がいけないことというよりは、闇側の、地球の人類支配ゲームがゲームオーバーになった今、これまでのような**「盲従」というエゴは続けられない状況になった、**ということです。

私　そうなんですか？

でも、ゲームオーバーになっても、人類が「盲従」というエゴがわからなかったら、闇側がいなくても、人類は勝手に「盲従」を続けてしまうことになりますよね？

先生　その通りです。

私　そうだとしたら、「盲従」がエゴであるということを、どう知ったらいいんですか？

先生　いい質問です。それは、**自分の本質が宇宙そのものであり、神であるということを思い出す**ことです。

全知全能の神である存在が、果たして、誰かに何か言われるがままに盲目的に従うということが、ありえるでしょうか？

これまでの人類が洗脳されてきた、自分よりも強い者、上の者の言うことに従うのが良いことだという価値観、これが「盲従」ですが、それは、人が宇宙そのものの存在であり、神であるということを忘れさせました。

「盲従」は、ピラミッド型の社会においては、「強い者に従えば、自分は生き延びていけるから、良いことだ」という価値観に基づいています。

でもそれは、自分というものの存在を、弱く低い存在であると常に意識することになります。本質的に神である人間は、本来、何にでもなることができるのですが、それは「自分で自分をどう見るか？」で、自分の存在を決めることができるということです。

つまり、自分は弱く低い存在であると常に意識していれば、そういう存在として自分が生き延びることだけを考えることが良い、という価値観に生きることになります。

その「自分さえ良ければいい」という価値観に生きることが、「エゴ」の大本にある価値観です。

ジョイさん、ここまでいいですか？

私　えーと。私の質問が何だったかといいますと……。「盲従」がエゴであることを、どう知ったらいいか？　でした。

そして、その答えは、「自分は、神であることを思い出す」でした。

人は目覚めることで「宇宙の根源的なソース」に向かう

先生　（笑）ジョイさんが編集すると、答えは1行になっちゃうんですか!?

私　すいません、1行になってしまいました。（汗）

先生　じゃあまあ、続けますけど。

エゴは愛の対極にあると言いましたが、この「自分さえ良ければいい」というエゴには、「自分だけ」という最低限の愛しかありません。

それに対して、自分が神であることを思い出したら、どうでしょうか？

神であるとは「ワンネス」であり、「宇宙の根源的なソース」ですから、自他の区別がありません。

ですから「自分だけ」という愛の対極にある訳です。

人類が目覚め、霊性を上げていくためには、自分自身を弱く低い存在と見なすところから、神であり「ワンネス」であり、宇宙そのものであるというふうに、自分自身の価値観を上げていくことが、今必要なことなのです。

人類は深く眠り込むことにより、自分自身が何者であるかを忘れ、さらに闇側の洗脳によって、霊性を下げていきました。

悩み、苦しみの原因となるネガティブな感情を経験することは、良い悪いではなく、**「宇宙の根源的なソース」から離れていくことを追求した経験**です。

そうした人類の経験は、何一つ無駄になることはなく、宇宙の無限の愛の豊かさに貢献したことになるのです。

そして今度は、**自ら目覚めることによってそこから折り返し、「宇宙の根源的なソース」に向かっていく**ことになります。

今は、人類は、ちょうどその折り返し地点にいて、苦しさの頂点にいるともいえますが、同時にそれは、そこから素晴らしい目覚めの体験が始まっているともいえるのです。

人類は、自分自身を弱く低い存在にしてきた経験を経て、今度は**「愛そのもの」の、無限に豊かな至高の存在に戻ります**。

それは宇宙にとって、いまだかつてない未知なる喜びに溢《あふ》れた創造を、宇宙のすべての存在と共にしていることになるのです！

私　今コロナで、人類は苦しさの頂点だと思っていましたが、それは素晴らしい目覚めの体験につながるんですね？

先生　いえ、それはつながるのではなく、同時に起きていることなのです。目覚めの体験はもうすでに始まっています！

私　いやー、本当に、先生の話は尽きませんが、要するに、人類は「盲従」を終わりにする時なんですね？

（やっぱり、1行になってしまいました……汗）

3　盲従から神に帰るとき

ジョイさんの理解が足りないのでは⁉

ここまで、ブログの記事を書き終わり、ほっとしていました。そこへ、先生からの電話です。

先生　ジョイさん、この前の話は、もう編集して頂いたんでしょうか？　もう少し、話を付け足したいことがあるのですが。

私　この前といいますと、いつの記事でしょうか？

先生　さあ。私は「大逆転劇　その3」か「その4」くらいまでしか読んでいなくて。タイトルに「その何とか」が多すぎて、わからなくなってしまったんです。この先、ずっと「大逆転劇　その何とか」でいくんですか？

私　（苦笑）すみません……。元編集者として小見出しをつけるのは得意なんですが、今は先生のお話についていくのが私も精一杯でして、「その何とか」が延々と続いているんですよね。

（……と、手抜きの言い訳をする）

先生　そうですか。それで最後にお話ししたところなんですが、もう少し付け足した方がいいと思って。

私　先生、何か言い足りない所がありましたか？

先生　いえ、私が言い足りないのではなく、ジョイさんの理解に足りないだろうと思いまして。

私　はい。（そりゃそうでしょう）では早速、今日の午後、お伺いしますね。

という電話でした。その後、先生にお会いして、お話を伺います。

「この肉体だけが自分である」という思い込み

私　この前のお話では……、（と、メモを見返しながら）「盲従」がエゴの極みであるということ、でも、人類がその「盲従」というエゴがわからなかったら、それをやめることはできない。だから、「盲従」がエゴであるということを、どう知ったらいいか？　ということでしたよね？

先生　で、どう知ったらいいんですか？

私　さあ、どうしたらいいんだったか……？（どうしても、思い出せず）

先生　え？　ジョイさん、この前は1行でまとめてくれましたよね？「自分は神であることを思い出す」って言ってましたよ。

私　ああ、そうでした。でも、考えてみれば、「神であること」を思い出すといっても、そもそも、「神であること」を忘れた記憶もないですからね。忘れた記憶がないものを、一体どうやって、思い出せば良いのでしょう？

先生　そうです。そこの所をご説明したかったのですね。「神であること」は、記憶によるものではありません。記憶によらないということは、人は「神である」という真実を受け入れるかどうか？　ということだけです。

私　初《しょ》っ端《ぱな》から、すいません。ますます分からないのですが……。

先生　じゃあ、見方を変えてみましょう。
　以前お話ししたと思うのですが、神は、どうやって自分が神であるということを忘れていったのか、覚えていますか？

私　……いえ、覚えていません。（自分が、神であるということも忘れ、先生が何を言ったのかも、忘れ……トホホ）

先生　この3次元の地球は、波動的にとても重い所です。
例えば、水というものが、気体から液体、固体の順に重くなるのと同じですね。

だから、最高に高い波動の「愛そのもの」の宇宙が、自分の軽い波動を自ら落とすことによって、この重い波動の、地上の人間の体に入ることができたのです。

私　波動を落とすって、どういうことですか？

先生　それは、例えば水にもぐる時、体が浮いていかないように何か重いおもりを付けて、水中深くに沈んでいこうとする方法に、似ています。

その重いおもりに当たるのが「重い波動」、つまり「エゴの価値観」です。

人間に生まれ、肉体を持って初めて、人はその肉体を維持する必要に迫られます。

そこから生まれる「自分だけが生き延びたい」「自分さえ良ければいい」というエゴの価値観は、「この肉体だけが自分である」という思い込みの幻想から、始まります。

「神である自分」の意識を眠らせてきた

私　「この肉体だけが自分である」と思い込むと、確かに、自分が神であったことなんか忘れてしまいますよね？

先生　そうです。肉体は単に「神の乗り物」に過ぎないのに、そこで神の意識を忘れ、その肉体が自分だと思い込む訳です。

まるで、人が車に乗っているうちに、自分が車だと思い込むようなものです。

私　あー、確かに生きているって、「車」だけに気を取られている感じですね？　だったら、肉体という乗り物に乗っている「神の自分」が別にいるということですね？

先生　そういうことになるのです。その「神の自分」が「本当の自分」なのです。「自分の体は、自分のものかもしれませんが、自分の体は自分ではない」のです。お分かりでしょうか？

そしてその**「本当の自分」は、宇宙そのものの存在であり、「ワンネス」であり、「宇宙の根源的なソース」とつながっている、永遠不滅の無限の存在**なのです。

私　なるほどね！　これまで、自分の体だけが自分としか、考えてきませんでしたからね。

それが単に乗り物だったとすれば、「本当の自分」つまり「神である自分」がいるはずですね。

先生　その通りです。その「本当の自分」「神である自分」を忘れさせるようにしてきたのが、闇側の洗脳です。

闇側は、ピラミッド構造の中で、人間自身が自分達を弱く低い存在だと常に意識するように、仕向けてきました。

そして人間も、その中で生き残るために、「自分さえ良ければいい」というエゴの意識を強めることによって、「神である自分」の意識を眠らせてきたのです。

その「眠りの極み」というのがーーー、

私と先生　「盲従」です！！！

私　（笑）ガハハハハハ！

先生　ジョイさん、あなたが「モウジュウ」になっていますよ。

まあ、世の中の誰も彼もが、「盲従」なんですよね？　この人類の眠りは本当に深くて、今、そのためのコロナや、コロナワクチンであるという話をしてきました。

しかし、どうしても眠りから覚めることができない人間が、大勢います。

それでも宇宙からは、愛の光が常に降り注がれています。

例えば人は、愛から離れたネガティブな感情を持てば持つ程、苦しくなり、そして耐えきれなくなります。

でも、それによって、愛から遠く離れてしまったことに気づき、自らネガティブな想念を変えるチャンスを持つことができるのです。

エゴはエネルギー不足を外から奪って満たそうとする

私　でも先生、ネガティブな感情とか想念というのは、ネガティブなできごとがあるから、生まれるんですよね？

先生　いいえ、その反対です。ネガティブな感情や想念から、ネガティブなできごとが生まれるんです。

人は、自分自身の出す周波数に応じた現実を、スクリーンのように映し出しているのだという話をしましたが、その周波数は、自分の持っている感情や想念から発しているからです。

私　それじゃあ、愛から遠く離れると、どうして苦しくなるのでしょう？

先生　宇宙は「愛そのもの」のエネルギーに満ちていて、「愛」ではないものはないのです。

ですから、その宇宙の根源ソースから離れれば離れる程、愛のエネルギーも少なくなり、エネルギー不足になっていきます。

そこで、そのエネルギー不足を外から奪って満たそうとするのが、闇側であり、エゴの人間なのです。

私　エネルギーの奪い合いということですよね？

先生　そうです。それは、宇宙の根源の愛から、遠ざかっていく方向で起きることです。

私　でも、奪い合う以外に、エネルギー不足を補う方法はないんですよね？

先生　いいえ、宇宙の根源の愛から遠ざかっていくから、エネルギー不足になる訳で、その逆に向かえば、外からエネルギーを奪う必要はないのです。

人類は「盲従」から神に戻る時が来た

私　えっ？　だったらすべての存在が「宇宙の根源の愛」に向かえばいいのに、どうしてそこから離れようとするのでしょうか？

先生　それは、「宇宙の根源の愛」に向かう方向というのは、言うなれば今持っている肉体はもちろん、個性とか、人格など、分離を経験して初めて持てるものを、すべてなくしていく方向とも言えるからです。

つまり、「ワンネス」ということは「全体でひとつ」という意味ですから、ただ「愛そのもの」の状態にある、というだけなのです。

でもそれが、「愛そのもの」のエネルギーに一番満ちている状態だと言えます。

私　じゃあ、「本当の私」というのは、「アイ　アム　ジョイさん」という私ではなく、「ワンネス」「全体でひとつ」の「私」のことなんですね？

だから、それが「神である私」ということで、人類は、そこに戻る方向に向かっているんですね？

先生　そうですよ。**人類は、「盲従」から神に戻る時が来たのです！**

第5章

コロッとコロナに騙された⁉

1　微生物が病原体であると人類を洗脳

マスクは奴隷の意思表示

私　いやー、先生、実にしびれますねー。**「人類は、『盲従』から神に戻る時が来たのです！」**という言葉。うううううん……。

先生　？　ジョイさん、どうされましたか⁉

私　いやあ、私も先生に負けじと、考えましたよ。

「人類の中に潜む『盲従』を退治しよう！」というのはどうでしょう？

先生　（先生、ちょっと呆れ顔）ジョイさんは、本当に「モウジュウ」が、お気に入りですね。（笑）

でもね、人類といっても、人はそれぞれ自分の心の中の「モウジュウ」と対峙して、退治しなければならないのです。（と、さらりと仰る）

私　（うーむ、そのダジャレ、お主、なかなかやりますな……）
（まじめな顔をして）はい、確かにそうですね。
ところで、今日来る時も感じたんですが、外へ出ると、どうしてこうまで気が重くなるのか、
私は、不思議だったんですよね。
それで、先生の「盲従」の話を聞いて思ったのが、それは、あのマスクのせいもあるんじゃないでしょうか？　みんながみんな、マスクをしているって、やっぱり異常ですよ！　それこそ、「盲従」そのものではないでしょうか？
先生　ああ、マスク、そうですね。あれは、元々、奴隷の「私は奴隷ですから文句は言いません」という意思表示ですからねー。
私　ええっ？　マスクすることが、いわば「奴隷」の印って、それって、見た通りじゃないですか？
先生　そうなんですよ。そもそもの闇側の計画は、人間の「盲従」をさらに極めて、ＡＩ化することだと言いましたが、顔をあのようにマスクで覆って、いわば、表情をなくすという方向に持っていったのです。
私　だから、本当はコロナのためなんかじゃなく、マスクをさせることで、人間を「盲従」の方向に、さらに向かわせようとしているんですね！
それにしても、私はいつも、ノーマスクなんですが、どこへ行っても、周りの人はほぼ全員、

この暑いのに、マスクをしているんですよ！　もう、言葉にもなりませんよ……。（もう、本当にウンザリ）

だって、新型コロナウイルスって本当は存在していないし、厚労省も実はそのことを認めているのに、あるってことが前提になって、すべてが回っているんです。

極小のウイルスに感染しないために、マスクをするなんていうのも、バカバカしい話だし、ノーマスクの私がお店に入ると、明らかに私に向けて、何度も「マスクをして」という店内放送が流れたり、あるいは店員から、「マスクをしてください！」とにらまれたのも、一度や二度ではありません。

それに、他にも……。

誰かの指示に従うことが絶対的に良いこと

先生　まあまあ、落ち着いてください、ジョイさん。（笑）そう感じているのは、決してジョイさんだけではないはずです。

にもかかわらず、人や周りの目を恐れたり、あるいは、従わないことに対して、後ろめたさを感じたり、人と同じことをすることで、無意識に安心することを求めたりするのは、人が常に、「同調圧力」を感じているからですよね？

人の「盲従」は、そのような「同調圧力」によって、どんどん深みにはまっていくことになります。これまでの人類は、自らその方向に進んできたのです。

それに対して、これから人類が向かっていく方向は、その深みから出ることであり、そのためには、自分から、どこかで、「嫌だ！」というはっきりした意思表示をしなければならないのです。

だからジョイさんのように、まずは、「嫌なことは嫌だ！」という意思表示が何より大事なのです。

私　そうそう、マスクもノー、ワクチンもノーって、「同調圧力」に屈することなく、勇気を持って意思表示することが、何より大事ですよね？

先生　それはそうなんですが、口で言うのは簡単でも、実際にそう行動するのがいかに難しいことなのか？　今の状況を見れば、それがわかると思います。

それは、長い間の教育という名の洗脳により、誰かの指示に従うということが絶対的に良いことであると、人類は植え付けられているからです。

ですから、それに従うことをせず、自分から「嫌だ！」と言うことに抵抗を感じますし、良識のある大人であればある程、「嫌だ！」と言うことに罪悪感まで感じるのです。

でも、これこそ闇側の思惑通りであり、闇側はそういう人間の心理を知り尽くした上で、「盲従」するように洗脳してきたのです。

私　じゃあ、コロナもマスクも、本当に、闇側にとっては人類を「盲従」させることに成功したんですね。
先生　まあ、マスクの意味は、それだけじゃないんですね。「大逆転劇」の核心の部分が、実はそこにあるんです。
私　えー？　マスクにもっと深い意味があったんですか？　それは一体、何なんですか？（耳をそばだてる）

ウイルスは初めからなかった

先生　マスクの深い意味というか、人類にとって、もっと重要な意味、ということですね。先ほどジョイさんは、新型コロナウイルスは、本当には存在していないのに、と言っていましたよね？
私　そうです。世界中の政府や研究機関で、新型コロナウイルスを、誰も見つけることができず、発見できたら懸賞金まで出す、と言った国もあったようです。
先生　それは実は、新型コロナウイルス以前の話です。
人類を「盲従」させた最も核心の部分なのですが、昔から、「ウイルス」という偽りの話を闇側はでっち上げることに成功し、いまだに、人類のその認識が全く変わっていないのです。

闇側が自分達の都合の良いように人類を洗脳し、「盲従」させてきたと話しましたが、その
やり方は、闇側は常に人類に不安や恐怖心を与えることによって、人の意識や感情の操作をし
てきたということです。

私　それで闇側は、怖い「ウイルス」をいっぱい作ったんですね？

先生　いいえ、そういう話ではないのです。闇側は、もっとラクな手を使ったのです。

私　？

先生　怖いウイルスを作るのは大変なので、「ウイルス」というものに対して、人類に間違っ
た考え方を植え付けることにしたのです。

私　もしかして、ウイルスって、初めからなかったとか？

先生　そうです。

私　えっ？（冗談でしょ⁉）

先生　肉眼では見えない微生物を発見するような所まで、人類の科学が進歩した時、闇側は、
それを人類に恐怖心を与えることに利用できると、考えました。
　一言で言えば、微生物というものが病原体であり、その病原体が動物や人間の体に入ること
によって、感染して病気になる、という偽りの概念を正しいものとし、植え付けたのです。
これがやがて、医学だけではなく、一般の人々の間でも常識となり、その認識が今も続いて
います。

155

私　えっ？　ちょっと待ってください。でも、微生物って要するに、ばい菌のことですよね？　そのばい菌が、病原体ってことでしょ？　そして、その病原体に感染するから、人は病気になるんですよね？

先生　……というふうに、教育という名の洗脳によって、誰もがそう思い込まされてきました。

でも真実は、全くその逆なのです。

私　えっ？　その逆って!?

先生　言葉そのものにすでに洗脳が入っているので、説明しづらいのですが、今の話を単純に逆にしてみると、**「病原菌に感染するから病気になる訳ではなく、病気になった結果、その病原菌が作られる」**ということです。

私　「病原菌が作られる」って、それは一体、何ですか??

外側に不安を持たせるための洗脳

先生　まず、真実はどういうことであるか？　という所からお話しする必要があります。

病気とは、精神的にしろ、肉体的にしろ、何らかの刺激やストレスによって、体内の細胞が死ぬことから始まります。そして体内では、その死んだ細胞を食べて分解しようとする微生物が「自然発生」するのです。

そうすると、体内ではそこに炎症が起きた状態になります。その状態を、通常、病気と言っている訳です。

つまり、現代医学の考え方では、死んだ細胞を分解しようと自然発生したそれぞれの微生物に、知られている病気の名前がつけられていて、それを特定することによって、その名前の病気になったと診断します。

例えば、その自然発生した微生物が、コレラ菌やチフス菌や結核菌と特定されれば、コレラ、チフス、結核という病気になったと見なされます。

だから、現代医学の考え方では、病院は患者に対して多くの検査をしますが、それは、知られている病気の名前がついた微生物を患者から特定して、患者がその病気であると診断するためなのです。

例えば、特定された微生物が結核菌であれば、その患者は結核と診断されることになります。

私　えーーーっ？　そんなあ……!!　それは本当なんですか!?　いえ、別に先生を疑っている訳ではないんですが……。

確かに、病院に行ってしてもらうことと言えば、延々と検査をして、結果が出るのを待ち、薬をもらうことだと決まっていますよね？　それを科学的なことだと思っていました。うんうん、確かにそうだ……。

でも、先生の言われたことが仮にすべて真実だとすると、一体、どうなっちゃうんでしょうか？？？

先生　真実は、元々初めからそうだったので、何も驚くことはないのですが。

私　はああああ⁇（私は驚いていますよ‼）

先生　ここで大事なことは、なぜこれ程までにこの真実が人類に隠され、誤った偽りの常識がまかり通ってきたか？　ということです。

それはつまり、これこそが、闇側にとって、人類の洗脳の要だったからです。

闇側は、人類の「霊性」をできるだけ低くとどめ、目覚めることがないように、万全の対策を取ってきたのです。

人類が、常に自分の外側に対して不安や恐怖の感情を向け続けるようにするために、病原体に対する偽りの概念を洗脳した訳です。

私　えーっ？　これで人類は、コロッとコロナに、騙された訳ですか？

（……なんて、ダジャレを言っている場合ではありません、はい）

２　目に見えないものを怖がってきた人類

生物の自然発生説を否定したパスツール

「これで人類は、コロッとコロナに騙されたわけですか？」という、私の寒ーいオヤジギャグのせいなのか、ここで風向きが変わり、先生に急用が入りました。

ここで先生の話が止まって、私だけで、果たしてこのブログの記事がつながるのかどうか??一抹の不安を覚えながら、帰宅しました。

しかし余りにも凄い話を聞き、正直な所、にわかには信じ難い思いもあったので、私はもう少し、自分でも調べてみようと思いました。これでも私は、その昔、理系だったのです。

先生は「肉眼では見えない微生物を発見するような所まで、人類の科学が進歩した時」と言っていました。そのあたりの科学事情を思い出そうとしましたが、私が高校で生物をやったのは、考えてみたらもう50年も昔の話でした。

何とか記憶の糸を辿り、かろうじて出てきた名前が、パスツールとコッホでした。（理系が、聞いて泣きます……）

早速ウィキペディアで、まず、パスツールはどんなことをした人なのか調べてみると、彼はアルコール発酵が酵母の働きによることを発見し、微生物の働きによって発酵が起こることを突き止めたほか、数々の業績を生物学、医学の分野であげた、とあります。

そして彼は、生物が自然発生するという「生物の自然発生説」を否定する実験をしていることでも、有名です。

その実験とは、白鳥の首フラスコ（いわゆるパスツール瓶）を使うもので、煮沸して放置した肉汁は腐敗しないことを示し、腐敗した肉汁の微生物はすべて外界からの混入によるものだとして、生物の自然発生を否定したということになっています。

しかしこの実験は、生物が自然発生するかしないかを証明するようなものではなく、空気中のバクテリアがフラスコに入ってきて、分裂、増殖したものだと彼は解釈したに過ぎなかったと、ネットにはあります。

にもかかわらず、生物は自然発生することはないというパスツールの主張が、世界に広まり、現在に到るまで信じられているのだと思われます。

ここまで読んだ私の素直な感想は、先生の話をすでに聞いてしまったからなのか？　胡散臭《うさん》い感じが、プンプン臭ってくる気がしてなりません。

一方、細菌学者として有名なコッホも、パスツールとはライバル関係にありながら、パスツールの、微生物が病原体の可能性があるとした考え方を、微生物の純粋培養実験によって、さらにその正当性を押し進め、細菌が病原体であることを証明したとありました。

（えっ？　正当性ですか）

どうやら、世界中でこの二人ばかりが有名で、いずれも、人類の科学の進歩に多大な貢献をしたことになっています。

（なるほど、私の記憶の中でも、50年経っても残る程、多大な貢献をしていますね）

生物の自然発生説を証明したレイリー

しかし、よく調べてみると、彼らのその考え方に異を唱えた人もいたらしいことを、私は発見しました。

パスツールが生物の自然発生説を否定したのに対し、フランスのレイリーという外科医は、生物の自然発生説を、確かに証明する実験をしました。

それは、体の動きを制御している自律神経を刺激することで、細菌を自然発生させるというものでした。

（へえー、そうなんだ）

例えば、肺の自律神経をピンセットなどで刺激すると、結核菌が発生し、腸の自律神経を刺激すると、腸から赤痢菌や腸チフス菌が、発生してくることを実証したのです。

病原菌は全く体に入れていないにもかかわらず、伝染病が起こるということを証明しました。

（へえー、そうなんだ）

細菌が自然発生することを、レイリーは実際に見て確認していますが、同じように、日本の生物学者である千島喜久男も、赤血球が腐敗していく過程で細菌が生まれてくる所を確認し、写真にも撮っているそうです。

（へえー、日本にもいたんだ！　でも知らなかった）

ほかにも、コッホの細菌の病原菌説に対して異を唱えたペッテンコーフェルという人の、勇気ある人体実験がありました。「細菌は病原体ではない」という、自分の考えの正しさを確信していた彼は、多くの証人を前にして、自ら、コレラ菌を飲んでみせたそうです。

（オエーッ！　マジですか!?）

そして事実、コレラは発症しませんでした。

（こんな凄い話が、なんで歴史に残らなかったのか!?）

余談ですがこれには後日談があり、ペッテンコーフェルの説に半信半疑だった弟子が同じようにコレラ菌を飲むと、彼は下痢をしてしまったそうです。

（ハハハハ……）

162

何を信じるかで結果が違ってくるという所まで来ると、科学を信奉する人には、これはさらに受け入れることができなかったろうと思われます。

どうもレイリーや、千島喜久男、ペッテンコーフェルといった、病原菌というものが外にはなく、細菌が体内に自然発生するという考え方がごく自然にあって、そう主張していた人たちも実際にはいたのです。

それにもかかわらず、彼らの名前は現在まで、ほとんど知られずにきました。(当然ながら、50年間の私の記憶にも、ありません)

そして、細菌の自然発生説は、現在に至るまで完全に無視され、否定されてきたのです。

科学の常識は闇側の人類支配のため

一方、それに対して「空気中に漂っている病原菌が体の外から侵入し、感染して病気になるという考え方」が常識になったのには、むしろ無理があり、明らかにこれには、なるほど理由がありそうだという所まで、私にも、何となく分かってきました。

これまで、科学の常識として当たり前に信じていたことも、実は全然科学的などではなく、先生がしきりに話される闇側の人類支配によるものなのだと、さすがに私でも、ここまで来ると考えざるをえなくなってきました。

こんなにも人類とは、目に見えないものを怖がり、恐れながら、生きてこなければならない存在だったのか？

哀れな「盲従」の存在に成り下がっているその人類を、闇側はずっと見て、ほくそ笑んできたのだろうか？

（「盲従」の深みは、底なしだった！）

病原菌やウイルスを怖がってきたその極みが、存在もしない新型コロナウイルスだったんだ――！

ついに、先生の言いたかった（おそらく）所まで、たどり着くことができた！　……かもしれません。

（やはり、早く先生を出せという、無言の声が聞こえてきますので、私はこの辺で、今回は失礼いたします。先生、早くカエってていらしてください。祈り）

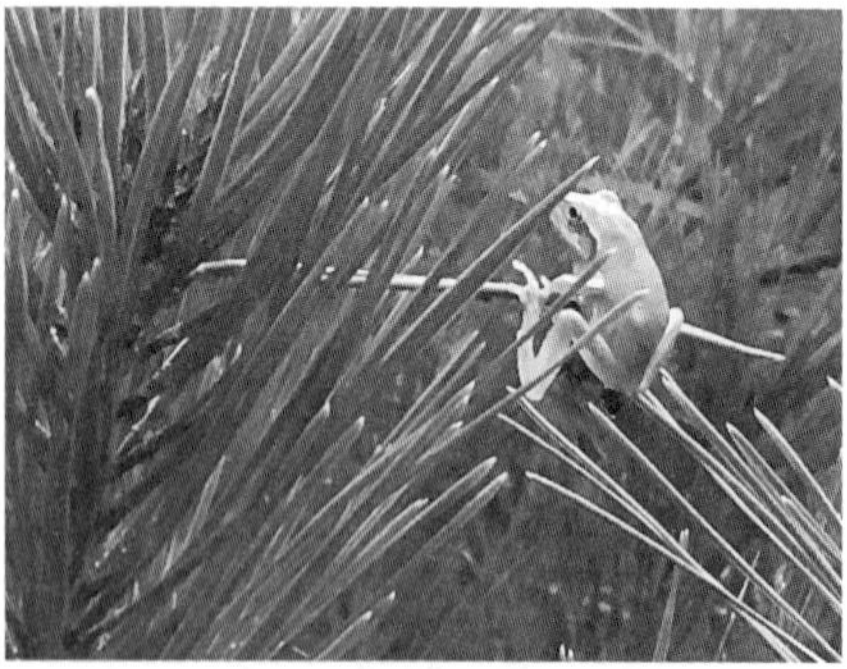

松葉の効果と、松葉サイダー作りの裏技

松葉を摂ってどう変わったか

先生の所に行く前に、もう一つ書いておきたいことがありました。

色々な健康上の理由から、松葉にたどり着かれた方が多いと思います。

(まあ、ほとんどの方は、コロナワクチン関連情報からたどってこられた方だと思いますが)

ですので、皆様がまず一番に知りたいのは、何と言っても「松葉には、果たして効果があるのか?」、あるとすれば「どんな効果があるのか?」ということだと思います。

それについては、私もこれまでは、人の話を聞くことにとどまっていましたが、今では自信を持ってお答えすることができます
「効果はありました!」

私の場合はかなり特殊なケースですが、松葉をしばらくの間摂取してから、シェデ

ィングに遭い、突然、何と首から上以外の全身に真っ赤な蕁麻疹が出ました。

その時のことは、第2章に詳しく書きました。

ところが、それが何とたった一日で、急激に蕁麻疹の赤みが引き、見る見る間に自然に消えていきました。

蕁麻疹が出たのも劇的でしたが、治ったのも劇的で、これは松葉が関係しているとしか、私には思えませんでした。

その後も私は、松葉を毎日欠かさず、何らかの形で摂るようにしていった所、次のような体感を得ています。

1 頭が冴え、クリアーな感じになった。
2 思考のスピードが上がった。
3 集中力が増した。
4 変な時の居眠りが減った。
5 体がキビキビ動けるようになった。
6 精神的に前向きになった。
7 虫に刺されても、なぜか、治りが早くなった。
8 睡眠が深くなった。

9　腸内環境が良くなり、便通が良くなった。
10　悩まされていた口内炎が、できなくなった。

……と、簡単に10個位挙げられるのには、改めて自分でも驚きます。
（そういえば先生も、松葉には覚醒作用があるという、謎の言葉を仰っていました）
そのほか、松葉をお勧めした方々からは、

血圧が下がった。
血液循環が良くなった。
代謝が上がって、やせた。
疲れにくくなった。

というお話を、直接お聞きしました。
また、コロナワクチン関連事情の問題があった方々からは、

下痢が止まった。
不正出血が治まった。

吐き気が治まった。

発疹が消えた。

眼球出血の治りが早かった。

とにかく最悪の状態を脱した。


などの切実なお声もいただきました。

そしてここが特に大事な点ですが、皆様が共通して言われることは、意外にも「良かったので続けたい」という言葉です。

松葉は、生葉を噛むことはもちろん、松葉茶にしても、苦みや渋みはあるし、決しておいしいとは言い難いにもかかわらずです。

「良かったので続けたい」という言葉だけでも、もう、松葉の効果を十分に証明するものになっていると言えるのではないでしょうか？

経験的に私の場合は、生葉をむしゃむしゃ（といっても、一口に5本が限界ですが）食べるのが、即効性もあり、一番効果を実感できると思っています。

でも好みから言えば、やはり一番のお勧めは、「松葉サイダー」をおいてほかにはありません！

この夏一番の、私のお気に入りとなりました。

以前、松葉サイダーの作り方をご紹介してから、１ヵ月半位の間に、私はほとんど毎日のように松葉サイダーを飲んでおり、お陰様で作り方も以前より上手になり、また新たに気づいたこともあります。

そこでそのことをお伝えさせていただきます。（基本的な作り方は前述40頁以下をご参照ください）

松葉サイダー、ここがポイント

松葉サイダー作りに使うものは松葉と水と砂糖だけです。

非常にシンプルで自然の恵みそのものです。後は、松葉に付いている天然の酵母が、全部働いてくれます。

２リットルの空のペットボトルに、松葉を２００〜２５０グラム位、砂糖を１００〜２００グラム位用意します。

松葉は新芽であれば、量は多少前後してもできます。

砂糖の量は、多い方が作りやすいです。糖分が気になりますが、発酵が進むと酵母の栄養となり、甘みはどんどん減っていきます。

ですから、余り健康上には好ましくないと思われる上白糖でも構いませんし、その他どんなお砂糖でも問題ありません。

黒糖は不純物が多いので、通常、発酵には向かないとされますが、松葉サイダーの場合は、サイダーが黒くはなりますが、黒糖も可能です。

砂糖の分量は、保存したい期間によっても変わってきます。私が調べた所、砂糖を多く入れて冷暗所にて保管すれば、松葉サイダーは、何と3年持つという記述もありました。

松葉の葉だけを枝や茎から外して使いますが、若く青々とした茎の場合はそのまま使えます。

松葉をペットボトルに切って詰め、砂糖を溶かした水をキャップの少し下まで加えて、3日から1週間位、暖かい所に置きます。

かかる日数は温度によります。40〜45度位のやや高温で温めると、炭酸ガスが多く発生し、シュワシュワ感が楽しめます。

ちなみに私の場合は、豆乳ヨーグルトを作るためのウォーマーを、ペットボトルに巻くことにしています。本来は豆乳容器に巻くためのもので、ペットボトルには形が合わないのですが、温度が安定するので、とても便利に使っています。

後は、炭酸ガスを時々抜いて、様子を見ながら、甘みが減ったちょうど良い所で、発酵を止めます。

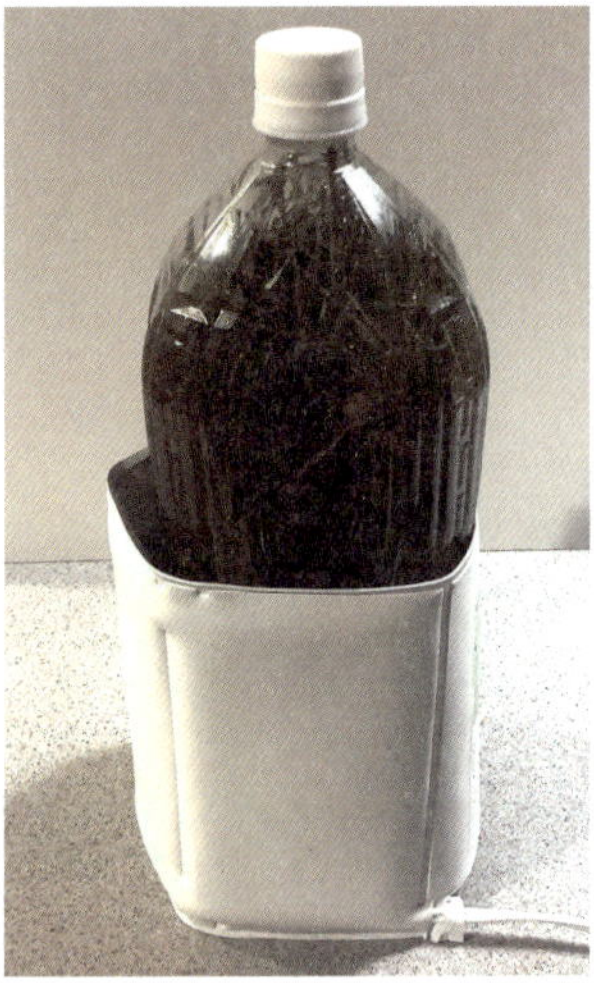

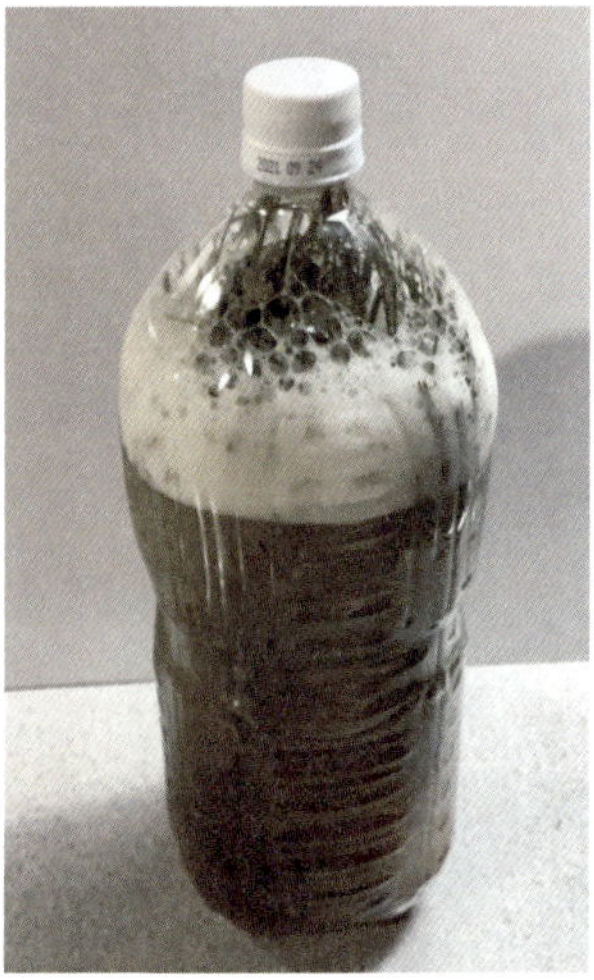

ウォーマーを巻く（上）。ペットボトルがパンパンに（下）

ここで別の空のボトルに茶こしでこし入れて、冷蔵庫に入れ、いつでも飲めるようにしておきます。

松葉サイダーの2番煎じ

さらに、私の発見したことがありましたので、ご紹介します。

それは、「松葉サイダーの2番煎じ」です！

松葉サイダーは、松葉を結構使うので、1回作って捨ててしまうのはもったいないと思いました。

そこで試しに、できあがったサイダーをほかのペットボトルに移した後、松葉が残ったペットボトルに、水とやや少なめの砂糖を新たに足して、もう一度暖かい所に置いてみると、驚いたことに、2回目はさらに短い時間で発酵が進み、すぐに「松葉サイダーの2番煎じ」ができあがりました。

松葉のエキスがより濃く出るようで、やや漢方薬系の香りもして、サイダーの色も濃いめで、いかにも効きそうな感じになります。まさに、大人の味！ ただの松葉サイダーで物足りなくなった方は、試してみてはいかがでしょうか。

ほかにも、松葉サイダーにミネラル水を足したり、「パラダイス酵母」という天然酵母（市販されていません）を発酵時に入れたりすると、味がグッとさっぱりしたり、フルーティーになったりしますので、どうぞ工夫してみてください。

（こう書きながら、次回先生にお会いする時には、この松葉サイダーを手土産に持っていこうと、思いついたのでした）

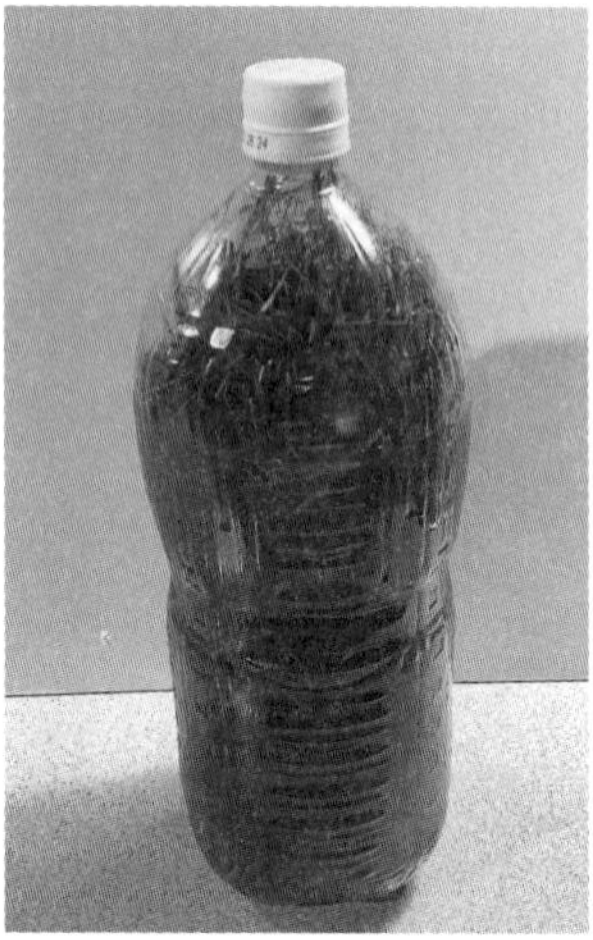

松葉サイダーの２番煎じ。
色が濃く漢方薬系の香りが

第6章

人類の眠りから、目覚めへ

1　ワクチンがエゴの意識を壊す

重い波動のエゴを生み出したのは、闇側のネガティブな洗脳

先生と連絡が取れ、私は足取りも軽く、私の特製の「松葉サイダーの2番煎じ」を持って、伺うことにしました。

私　先生、まずはこれを飲んでみてください。何だと思いますか？

（と言いながら、コップにサイダーを注ぎます）

先生　……。何だか、不思議な飲み物ですね。魔女が作った、甘い薬草茶みたいな味がしますよ。

私　（笑）（「魔女が作った毒薬みたい」、と言われなくてよかった）

これは、今私がお気に入りの松葉サイダーなんですよ。

先生　おいしいですね！

ジョイさんは、今、松葉のエネルギーをたくさん浴びているみたいですね。

私 それはもう、お陰様で、とても元気になりましたから。そう言えば、先生は以前、松葉には、覚醒作用があるとかなんとか、仰っていましたよね？　私は松葉を噛んだ時、頭がすっきりする気がするんですが、それと関係があるんでしょうか？

先生 それは、長い話になるので、もう少し後にしようと思っていた所です。
というのも、私が覚醒作用と言ったのは、そういうこととちょっと違う意味だからです。
確かに、松葉には神経の通りを良くする働きもあるので、頭の中の曇りが晴れたような感じがしたり、集中力が増したりするのは、本当です。
でも、松には、そういった目に見える様々な効能以上のものがあり、今のこの時期に松葉に出会えた人達は、とても幸運なことなのです。

私 「幸運」なんですか⁉

先生 というのも、前に、コロナワクチンと松葉が、いずれも同じように、人類の解毒に関わ

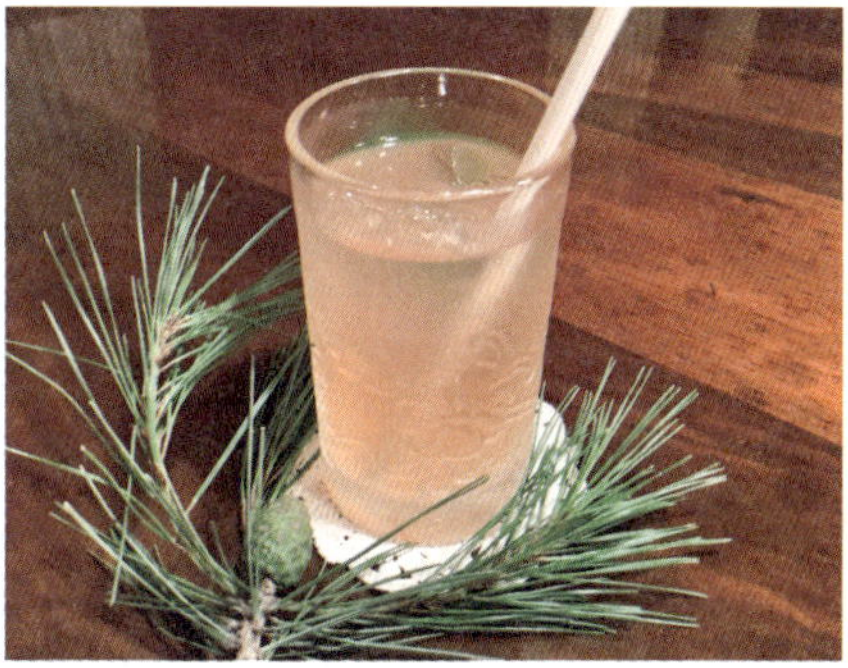

っているというお話をしましたよね？

私　あ、そうでした。コロナワクチンのような重い波動の毒は、人間の重い波動のエゴを解毒し、松葉は、波動的に軽い部分の毒を解毒するというお話でしたよね？

先生　そうです。でも、そもそも人間の重い波動のエゴを生み出したのは、闇側の遺伝子操作に始まる、様々なネガティブな洗脳によるものだ、というお話でしたね？

私　そうです、覚えています。

そのネガティブな洗脳の一つに、微生物を病原体と考え、この病原体が体に入って、感染して病気になるという常識が今に至るまであり、それが実は偽りだったと、先生からすごい話をお聞きしました。

その後私なりにこのことを考えてみたんですが、外から病原菌によって感染し、病気になるという常識が全く嘘だったとしたら、人類は、完全に騙されてきたということなんですね？

どこもかしこもエゴにまみれた世界

先生　そうです。これまで人類は、見えないものに対して勝手に恐れを抱き、常に、外の病原菌に怯える生活をしてきたのですね。

新型コロナウイルスに対する人類の恐怖感は、数百年続いてきたこの嘘の上で成り立ったものであり、それは、何度も出てきた「盲従」の行きついた先だったのです。

私　だから、人類は、まず「この嘘」を「嘘」だと、理解しなければなりませんよね？

今、人々は、コロナに対する恐怖心から、ワクチンを打っているわけですから。

そして、病原菌に外から感染するということがない以上、全く意味をなさないマスクを、人々がお互いに強制し合っているのも、恐怖心に駆り立てられているという以外に、理由はないですよね？

先生　そうです。

そうした人類の、**深い眠りが極みに達した状態が、今の、このコロナとコロナワクチンの現状**です。

そしてそれは、この**3次元の地球上で最終的に行きついたエゴの世界**であり、その世界のまった只中に、今、私たちはいるわけです。

エゴの世界というのは、どこもかしこも、エゴにまみれた世界ということです。

どこもかしこも、です。

以前、人類の誕生にも関わってきた闇側の一部に、レプティリアンという種族がいるという話が出ましたね。でも元々人類というのは、この宇宙のワンネスの叡智が結集して作られた存在です。

私　え？　レプティリアンが人類を作ったと思っていましたが？

（陰謀論的には、もはや常識です）

先生　いいえ。彼らだけではとても無理です。彼らが自分達で作ったといえるのは、彼らに似せて作った恐竜が精一杯でした。

私　（笑）滅んじゃいましたね。

先生　そうです。それに対して、人類は、宇宙の奇跡が奇跡を呼んでできあがった、本当は素晴らしい存在なんです。

私　えーっ！　そうなんですか？　人間は、ちっぽけで、弱い存在だと思っていましたが。

先生　それこそ、闇側の彼らが人間への嫉妬心から、そういう嘘を人間に信じ込ませてきたのです。

だから、人間は愚かだなどという考えは、全く正しくありません。

闇側の彼らが人類から搾取してきたのも、人類が彼ら以上に素晴らしいものを持っていたからこそです。

誰もがエネルギー不足で、愛のエネルギーを奪い合う

私　えっ、人類はどう素晴らしいのでしょう？　どちらかというと、これまで人類は、宇宙のなかでも劣った存在で、宇宙的には、科学技術もそれほど進歩していなくて、戦争は尽きない

し、「霊性」も低い存在だと言われてきたように思うのですが……。

先生　人類は、エゴの価値観を持つことにより、これまで、そういった「自己否定の概念」が、当たり前だったのですね。

闇側にとって、感情がとても豊かな人類は、非常に搾取し甲斐のある存在でした。

闇側は、エネルギー的に「重い感情」の「重い波動」が好きなので、人類を常に「怖い」「辛い」「苦しい」と思うような状況に置き、そうすることで、わざと「重い感情」を持たせるように仕向けてきました。

そして、人の感情のエネルギーを吸い取ってきたのです。

だから、長い間、様々な点において、闇側は人間に、自分自身を劣った存在だと思わせてきたのです。

私　なるほど。でも、人の感情のエネルギーを吸い取るって、何となくわかりますが、どういうことなんですか？

先生　それは、エゴの人間同士でも、よくやり合っていることです。

つまり、満たされない人が、自分より弱い存在をいじめて、自分の強さを感じたり――。

私　（とたんに、先生の言葉を横取りして）ああ、そうそう！「人の不幸は蜜の味」といって、人の不幸を喜んで、元気になったりとか、自分より立場の弱い者に対して八つ当たりして、うっぷんを晴らすとか？（スイマセン、私も愛犬によくやります。反省）

……これは、セクハラも、パワハラも、全部この構造ですね？

先生　まさにそうです。この世界は、誰もがエネルギー不足に陥っていて、自分さえ良ければいいというエゴの世界になっているのです。

それは、宇宙の根源であるソースから遠く離れたために、愛のエネルギーが不足したので、それを外から奪おうとして、お互いに、吸い取り合う関係を作ってしまうからです。

私　そういう目で見たら、親子兄弟の関係や、夫婦の関係、会社の人間関係、政府と国民の関係とか、とにかく「あらゆる人間関係」に、そのエネルギーの奪い合いがあると言っていいですね。

先生　そうです。それは、この地球で闇側に支配されている人類が、闇側によって作られた、ピラミッド型の社会に則った人間関係を作っているからです。

それは、個人レベルから国家レベルまで、世界中のすべての物事を巻き込んでいて、人間関係に限らないことです。

既存の脳を破壊してロボット化させるワクチン

私　それで、人類が実は素晴らしかったという話に、戻りたいのですが。

人類は、感情が豊かだということは、素晴らしいことなんですね？

先生　もちろんそうです。それは、人間の脳が右脳と左脳の二つに分かれているという、素晴らしい構造によるところが大きいです。

ですから、右脳と左脳のバランスが完全にとれた時、人は、未知なる領域に踏み込むことができます。

逆に言うと、だからこそこれまで闇側により、人間の右脳と左脳は、アンバランスな状態にさせられてきました。

私　だから点数主義、偏差値主義といわれる、「左脳偏重の教育」がなされてきたのですね？

先生　左脳は、エゴの脳と言った人もいましたが、左脳がエゴの脳というよりは、エゴの意識が、左脳を働かせていると言った方が、正確です。

そして、エゴの意識というのは、脳幹や小脳と呼ばれる、別名、爬虫類脳の働きから来ています。

私　爬虫類脳って、あの、レプティリアンの脳みそという意味だったんですかぁ!?

先生　ジョイさん、結構、レプティリアン、好きなんじゃないですか？（笑）

爬虫類脳というのは、要するに、生命の存続に関わる古い脳のことです。

基本的には、「食べていくこと」「身を守ること」に関係するすべてに、働きます。

つまり食べるためには、人のものを奪ってでも、自分だけは食べようとすることであり、自分の身を守るためには、人を攻撃してでも、自分だけは生き延びようとするという、まあ、生き物の生存本能そのものの脳です。

「自分さえ良ければいい」というエゴの意識は、当然この「自分だけが生き延びたい」という所から来るものです。

だからそれは、この爬虫類脳の働きによるものが大きい、ということです。

なぜこの話をしているかというと――。

私（そうそう、この先が聞きたいです）

先生 それは、「人類の覚醒」とこの「脳の働き」には、とても重要で、密接な関係があるからです。

ここでもう一度、話を戻しますが、闇側は、人類に病原菌に対する誤った認識を持たせることで、コロナウイルスを怖がらせ、コロナワクチンを打たせようとしました。

そして、その目的は、人類をＡＩ化することだと、言いました。

私 コロナの裏は、闇側による人口削減といわれていますが、それだけではなく、「人類をロボット化」することでしたよね？

先生 そうです。闇側の作った、その目的のためのコロナワクチンでした。

そしてこのワクチンは、どういうものだと言われていますか？

私「人類初」で、「遺伝子組み換え」の、「ｍＲＮＡ」ワクチンということですよね？

先生 その通りです。言い換えれば、それは**人類を初めてロボット化するために「脳内の遺伝**

子を組み換え」、「既存の脳を破壊」して「作り替える」ワクチンなのです。

私　既存の脳とは？

先生　先程の、生存のために働く脳幹と小脳の部分、つまり爬虫類脳のことです。

闇側はそこを破壊することによって、人類の生存本能の意識をなくし、ロボット化を進めようとしたわけです。

私　そこまでしようとしたんですか⁉⁉⁉

5次元に行く唯一のチャンスがワクチンを打つこと

先生　ところがですよ。ところがです。

私　（笑）

先生　闇側の、その目的のためのコロナワクチンでしたが、それが、地球5次元上昇の人類の「大逆転劇」の今、すべての意味がひっくり返ったのです。

そのワクチンのｍＲＮＡが、人類の爬虫類脳の部分の遺伝子を組み換え、破壊するということは、つまり、生存本能から来るエゴの意識を壊すことを意味します。

私　**闇側が人類をロボット化しようとしたことが、逆に人類のエゴを壊すことになる**という、全く違う意味になってしまうんですか⁉

先生　そうです。だから、私は、人類の中には、コロナワクチンを打ってエゴの毒出しをする必要がある人々もいる、と言っていたのです。

破壊はかなり暴力的なことなので、それによるダメージは避けられず、できればそうしないに越したことはないかもしれません。

しかし余りにも深く眠り込んでいる人類にとっては、見える次元で目覚めることは、非常に困難です。

それでも、**その人が魂レベルで5次元に行くことを選んだ場合、そうできる唯一のチャンスが、コロナワクチンを打つこと**なのです。

私　えーーーーーーっ！！！！！！　それが、人類の「大逆転劇」になる、ということなんですか？？？？？

（いやあ、話が濃いです。濃すぎます。……でも、先生のお話は、どこまでも、続きそうです）

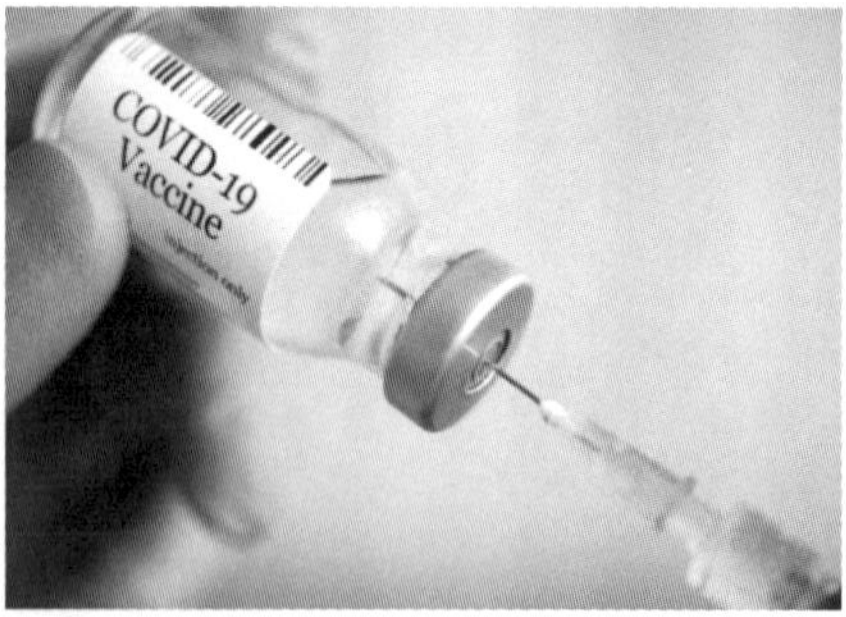

2　自分が神であることを思い出す

「宇宙の真理」と「つながる」かどうか

私　いや、いや、いや……。ちょっと待ってください。
すごい話が続いて、私は、息を吸うのも忘れてました。フゥーーー。
先生のお話には、思わず引き込まれてしまうのですが、でも、私がいざ、ブログの記事を書こうとすると、私の「爬虫類脳」が、なぜか騒がしくなるんですよね。

先生　本当かどうかという「疑い」が出てくるということですか？

私　いや、疑いというよりは、「混乱」ですかね？

先生　どんな所が？

私　例えば、先生のお宅から一歩外へ出れば、そこはもう、先生が仰るところのエゴ世界です。
でもそれは、私も含め、一般の人にとって、当たり前の世界なんですよね。

つまり、ここで話されていることと、世の中とのギャップがあり過ぎるというかですね……。

先生 つまり、私の話は、「トンデモ話」に聞こえてしまうんですね？

私 いえいえ、ただの「トンデモ話」だったら、私の心はこれ程ワクワクしないと思うんです。先生のお話は、これまで聞いたことのないお話にもかかわらず、なぜか、説得力を感じるんですよね。

先生 私の話は、知識ではなく、「つながる」かどうか？ ですからね。

私 「つながる」って、何にです？

先生 「宇宙の真理」に、ですね。「宇宙の真理」というのは、誰が話すかは関係ないのです。大切なのは、話されているその内容です。

その内容が、たとえ聞いたことのない話であっても、自分の中で腑に落ちれば、ジョイさんは「宇宙の真理」と一つにつながった、ということなのです。

私 （これもまた、説得力がありますなあ……）

先生 「宇宙の真理」には、分け隔てがなく、それを得るのに、既存の知識の有無も関係ありません。ジョイさんに直接つながるものなのです。

つまり、ただ「知っている」状態に近い感覚です。

私 「知っている」ですか？ そう言われれば、人は、これまでいつも、「知らない」を前提に、生きてきた気がします。

子供が学校に行って勉強するのもそうですし、試験で試されるのもそうですし、社会に出てからも、常に自分が「知らない」ことを前提に、「知らない」からこそ、経験を積んで知ることが必要なのだと、思ってきました。

人間は無力な存在だという洗脳

先生　それは人間に、自分というものを常に「弱く、低い存在」と思わせてきた、闇の洗脳によるものです。

つまり、「人の本質は神」であることを思い出させないように、人間は「無力なまま、この地上に産み落とされた存在だ」という意識のままでいるように、仕向けられました。

しかもこれは、生涯にわたって続きます。

そこに一番貢献しているのが、「メディア」と「教育」です。

現代人は誰もが毎日、テレビ、新聞、雑誌、ネット、SNSなどにさらされ、そこからの情報を見たり聞いたりしない日はない、という日常生活を送っています。

しかし、問題は、人々はその**情報が「外から、何らかの意図をもって与えられている」**ものであるという感覚を、全く持っていないことにあります。

私　ああ、確かに。何らかの意図があるとは、別に考えないですよね？

先生　そうです、まず、それが問題なのです。

テレビでも、新聞でも、ネットでも、ニュースとして報道されたものは、まず、「公《おおやけ》」のものとして、人々は受け取ってしまいます。

そして**「公《おおやけ》」のものは、正しいことを言っている**という前提が常にあります。

私　そうですよ。その「正しい」という前提があるからこそ、人は、それをもっと知りたいという欲求に、駆られるわけです。

つまり、初めからそれが「正しい」と信じているんですよね？

先生　これが、まさに、メディアを使った、闇側の洗脳のやり方です。

合理性を常に追求する彼らは、ラクしてトクすることが大好きなのです。

１００年位前から、人類にこの手が使えると思った彼らは、メディアを使った人類の洗脳に、力を入れてきました。

その後、ネットの発達により、メディアの影響力は加速度的に大きくなりました。

そして最終的に、メディアによる人類の洗脳がピークに達したのが、現在なのです。

私　私も、出版社にいましたから、そのことはよくわかりますよ！

社員は当たり前に、ネタ探しとして、外からの知識をみんな探していましたね。（昔を思い出し、遠い目をする）

人類の洗脳のピークがコロナ

先生　そうですか。出版社は、洗脳する側だと思うかもしれませんが、洗脳する側も、洗脳されていますからね……。

そうやって、人類皆が洗脳されて、ピラミッド社会が成り立っていたのです。

その人類の洗脳がピークに達したのが、今のコロナなのです。

だから、コロナと言っても、これは実は新しいことではなく、闇側がこれまで何回も使ってきた手の繰り返しなのです。

そして、彼らも、焼き直しの手にもかかわらず、初めの頃は、予想以上にうまくいったので、喜んでいました。

私　私も、最初は震え上がりましたよ！（笑）

先生　ところが今回は、まあ、彼らにとって、間《ま》が悪かったんですね。

光側の介入により、あれよあれよという間に、闇側の計画が全部、逆手に取られてしまいました。

人類は元々、病原菌という嘘を信じて恐れていたので、新型コロナウイルスに対しては、まず、全く何の疑いも持つことなく、簡単に人類を怖がらせることに成功しました。

それがうまく行ったので、その先の目標達成も、すぐそこだったのです。

人類を作り変えるためのワクチンは、すでに以前から実用化のレベルに達していた、ナノチップ的な働きをする遺伝子が入ったものが、用意されていました。

その頃までは、闇側の資金源も豊かだったのです。

私　え？　悪さするのにも、お金が必要なんですね。(笑)

先生　そうです。その後、彼らは光側に追いつめられ、資金難に陥って身動きが取れなくなり、逆に、自滅に追いやられてしまいました。

今、見える次元で表に現れている物事は、まさに彼らが計画し、「見たかったこと」だったのです。

つまりそれは、**「新型コロナウイルスで、人々を恐怖に陥れ、われ先にとコロナワクチンを打つように仕向け、ワクチンを打って喜んでいる人々を作り出すと同時に、ワクチンによってバタバタと人が死んでいき、人々を、無力感と絶望の淵に追いやり、一方で、闇側の医療や、製薬会社や、政府関連企業がボロ儲けする」**といったことです。

この「表に現れている」物事を、残念ながら闇側は、今となっては、見届けることができませんでした。

「人類の眠りから、目覚めへ」のチャンス

私　えっ⁉　でも今、その通りのことが実際起きていますよ、先生？

先生　そう見えるのは、人類が、眠った状態が続いているからです。

今、目の前に見えていることは、闇側が計画したことですが、その「中身と意味」が、全く変わってしまったのです！

どういうことなのかというと、闇側の計画を、全て「逆手に取る」ことに変わったということです。

今は、光側が見守る中で、まず「人類が自ら眠りを続けるのか？　目覚めるのか？　ということを選ぶ」ことが、問われています。

そして闇側の計画を「逆手に取る」とは、今、目の前に起きている（と思われている）彼らの計画の一つ一つがすべて、**「人類の眠りから、目覚めへ」の転換を図るためのチャンスになっている**ということです。

私　（なるほど、「ピンチはチャンス」ってわけですね）

先生　例えば、新型コロナウイルスに対する恐怖感は、人類にとっては、「病原菌によって感染して病気になる」という、闇側からの強力な洗脳で植え付けられた常識を自ら覆し、認識を

改めるチャンスとなります。

そして、「病気はワクチンで防ぐことができる」というのが、これまた、闇側による洗脳であることに、今が気づけるチャンスです。

コロナワクチンによって人が死んでいくのも、「そのワクチンに、どんな意図が隠されているか？」を理解するきっかけになりえます。

人々の新型コロナウイルスや、コロナワクチンに対する無力感や絶望感も、「自分自身を見つめる」きっかけになります。

そして最終的には**「自分が神であることを思い出す」**ことへの、導きになるのです。

表面上、今、ボロ儲けしているように見える体制側というのも、もはや、以前と同じ形としては存在していません。

そのことに自分で気がつく必要があります。

私　今先生が言われた、その最後の体制側がもう存在していないっていうことに、気づいていない人々は、いっぱいいますよね？

せいぜいネットの暴露情報で、メディアに登場する有名人がゴムを被った「ゴム人間」と、しきりに言っている位ですよね？

先生　そうですね。人々はテレビを見ている限り、その洗脳から逃れることは非常に難しいです。

仮に、今、テレビで誰かが真実を言ったとしても、それをまた鵜呑みにしてしまうようでは意味がないので、それはできないのです。**あくまでも「自分自身で気づく」必要がある**のです。

私　では、「緊急放送」が放送されて、世界中が真実を知る、ということはないのでしょうか？

（ネットでは、コロナの裏を知っている人達の期待が、高まっています！）

先生　「緊急放送」の前に、人々が自分で気づく必要があります。（先生、まじめな顔をして）でもそのためには、むしろテレビを捨てることの方が、先決なのです。

私　（苦笑）（テレビ捨てちゃったら、「緊急放送」見れないじゃん!?）

3　今、目覚めようとしている人々は、どうしたら良いのか分からない

コロナワクチンは、人類に目覚めを問うものだった

改めて考えてみると、私にとっての「緊急放送」は、まさに、「先生のお話」だった！　と、ここではたと、気がつきました。

そこで、私にとっての、この「緊急放送」が、一体どんなものであったのか？　これまでのことを、先生に、私の方から話してみたくなりました。

＊＊＊

私　先生、少し気がついたことがあるので、ここでお話ししてもよろしいでしょうか？

先生　ええ、ぜひお願いします。

私　ここまで、何回か、先生の「大逆転劇」のお話を伺ってきて、お陰様で、私も少しずつ理

解が進み、目が覚めてきたような気がします。

先生　それは良かったです。

私　要するに、今、現実に起きている社会的な状況、それが、2019年以降のコロナとコロナワクチンですが、それには、人口削減のような裏があるというところまでは、ネットで様々な人が裏情報として発信しています。

先生　そうでしょうね。

私　ですから、自分で探そうと思えばですが、そういう裏情報に行き着くことまでは、誰でもできると思います。

ところが、コロナの裏情報まで行き着いた人も、そこから先が、行き詰まってしまうんですよね。

つまり、体制側がやろうとしていることが、どんな悪事なのかを知っても、例えば、自分はコロナワクチンは打たない、と決めたとしても、世の中からコロナがなくなるわけでもないですし、相変わらずの、変な規制の多い生活がずっと続いていくわけです。

先生　そうですね。いつまで経っても、何も変わらないと思ってしまいますね。

私　そういった人々は、このことを、先行きの見えない不安を感じつつも、どうにもならないことだと、いわば諦めることで、自分を納得させているようなところがあります。

先生　その先に行けない、という感じですね。

私　そうなんです。「人類の目覚めの時代」が始まったと言われ、自分も「目覚めて」生きていきたいのに、実際は、目を覆いたくなるような闇側の悪事が、次々と暴露されていくばかりです。

先生　闇は闇で、どこまでも深いですからね。

私　せっかく自分は目覚め、真実を知ったと思っても、気持ちは全然、明るくならないんです。そう感じている人々が大勢います。私もこれまでずっと、そういうところにいたのです。でも先生の「コロナの裏」にさらに「裏」があり、それが実は「表」だったというお話は、本当に驚きでした。

先生　ここまでの話は、まだ誰も言っていないと思いますよ。

私　そうなんです。それは単に、何か別の新しい裏情報を聞いた、というのとは全く違うものだったので、私も驚いたのです。

つまり、今起きていることは、決して先行きの見えないことなのではなく、実は、これは全く新しい局面に向かうための、いわば伏線だった、という状況だったのですね？

先生　「大逆転劇」ですからね。

私　そうです。「今、目の前に見えていること」の意味が、実は全く違っていた、つまりそれは、完全に闇と光が入れ替わっていた、ということだったのです。

人類を脅かす、恐ろしいウイルスだと思っていた新型コロナウイルスは、実在しないということでしたし、**人類を殺すためのワクチンだと思っていたコロナワクチンが、実は、人類自ら に目覚めを問うものであった**、ということでした。

先生　コロナワクチンが、まさに「人類の目覚めの問い」に直結していたということは、本当に、宇宙は見事としか言いようがないですね。

宇宙も人体も調和を取る方向に向かう

私　先生のお話で、そのことが、初めて腑に落ちたんです！

そして**今は、人類が自ら、霊性を高めるために必要な「貴重な毒出しの時間」である**、ということなんですよね？

このように、闇の意味が全くひっくり返って光に変わる、まさにその瞬間に今私たちはいる、ということが良く分かりました。

先生　その通りですね！　確かに今、人々はどうしたら良いのか？　誰もが分からない状態にいます。

それはなぜかというと、「毒出し」ということの意味や、「毒出し」の方法を、これまで全く知らないできたからです。

これは、「毒出し」によって病気が治るということと、実は、全く同じことなのです。

ですから、まず、「毒出し」によってなぜ病気が治るのか？　というお話からご説明していきましょう。

現代医学は、長い間闇側によって、人間支配のために完全に洗脳された状況下に、置かれてきました。

私　ああそれは、外の病原菌が体に入り、人は病気になるという常識が、全くの嘘だったという、アレですね？

先生　そうです。でもそれは、ごく一部の例です。

人類には、宇宙の真実が隠されてきたため、基本的な、人体における自然の摂理というものの理解が、これまで全くなされてこなかったのです。

私　そもそも、人々がいうところの「科学的」という概念すら、怪しいところがありますからね？（私もこの前、自分で調べてみました）

先生　そうです。「科学的」とか「科学的な根拠」という言葉に人間は弱いということを、闇側は、よく知っていたのです。

私　（だから、人類は、コロッとコロナに、騙されたわけですね）

先生　人間の体と宇宙は、常に、呼応関係があります。

呼応関係というのは、**「内側に起きたことが、外側にも起こる」「外側に起きたことは、内側にも起きている」**ということです。

私　それは、宇宙に起きていることが、人間の体にも起きている、ということですか？

先生　その通りですね。

つまり、宇宙は愛そのもののエネルギーで満ちていると、前にお話ししましたが、それは愛のエネルギーですから、常に「調和を取ろう」「良くなろう」「新しくなろう」という思いに満ちた、意識エネルギーです。

宇宙が、そういう状態であるということは、それに呼応する人体にも、同じ意識エネルギーが同じように働いているということです。

それは、人の体の中で起きていることは、すべてが常に、調和を取る方向、良くなる方向に向かっているというのが、本来の自然なあり方だということです。

闇側はこの世界の全てに「毒」を仕込んだ

私　……でも、先生、人は放っといたら、老化していくばかりですよね？（切実にそう思います）

先生　自然の摂理からすれば、「老化」と「死」は、生物の循環システムに必要なことですが、人間の場合は、それが不自然な形で、わざと早められてきました。

どうしてかというと、闇側は、この世界の全てに、何らかの「毒」を仕込んできたからです。

私　「全て」というのは、誇張して仰っているのですよね？？？

先生　いえ、全くその言葉通りなのです。人間は知らないから、平気でいられるのです。

そもそもこの世界は、闇側の作った世界だということを理解していれば、それは当然のことなのです。

人類を目覚めさせないために、メディアや教育による情報操作だけではなく、直接、人体に悪影響を与えるような「毒」を、常に、様々なものにまぎれこませてきました。

私　ワクチンはその最たるもので、添加物だらけと言われますよね？

先生　それればかりではありません。普通に、食べ物、水、空気、すべての中に、何らかの毒が含まれていると考えて、間違いないです。

私　（うーむ、食品添加物とか、塩素とか……そう言えば、ケムトレイルもあった）

先生　というのも、闇側は常に、人間を低い波動の状態に置いておく必要があったからです。

それはなぜか？　はもうお分かりですよね？

私　えーと、闇側は、低い波動の、苦しい、辛いみたいな、重いエネルギーが好きだからですよね？

先生　そうです。人間が、常に健康で明るい精神状態でいたら、重い波動は出にくいですからね。

逆に、いつも体のどこかが不調で、苦痛があるようにさせておく必要があったのです。そのための「毒」です。

というのも、人の体は外から故意に毒を取り入れない限り、常にバランスを取り、健康な状態であろうと最善を尽くすという働きが、元々、自然にあるからです。

私　そこで先生の言われる、「毒出し」が必要というお話になってくるのですね？

先生　その通りです。人類は、人体が宇宙そのものであるという考え方から、故意に遠ざけられてきたので、現代医学はあくまでも、人の体を物質的なパーツとしか、見ることができません。

どんな病気であっても、それは体全体のバランスの崩れから来るのですが、現代医学では、常に悪い部分しか見ないので、その治療は、むしろ、病気を治さない行為をしているようなものなのです。

私　（そうやって、生かさず殺さず、ってやつですね？）

エゴの価値観をどう手放したらいいかわからない

先生　だから、**病気に対する本来の治療というのは、取り込んだ「毒」を、まず出すこと**ですね。

そして、体全体が、自ら、調和の取れた状態に戻れるように、助けてあげることなのです。

病気にならないことが大事なのではなく、取り込んだ「毒」を出せる体になることの方が、大事なのです。

これが浄化ということですが、愛そのものである宇宙には、自ら浄化するという働きが常にあります。

人類の体も、宇宙そのものですから、元々、自浄作用という素晴らしい能力が、人体には備わっているのです。ですから、その自浄作用をいかに働かせるかが、本来の治療です。

私　それはすごいことですね、宇宙の自浄作用って。それで、闇も自滅することになったんですか？

先生　まあ、そういうタイミングが来たということですね。

それで、初めの人類の「毒出し」の話に戻りますが、この場合の人類の「毒」とは、人類の眠りを深めることになった、「エゴ」のことを言っています。

私のいう「エゴ」とは、「自分さえ良ければいい」、つまり「自分だけが生き延びることが良いことだ」と思う価値観であり、その想念のことです。

人類は「眠り込む」ことによって、この3次元の地球での「人間ゲーム」を闇側と共に楽しむことができた、というお話は、以前した通りです。

けれども、地球の次元上昇の今、人類は、その眠りから目を覚まさなければならない時が来たのです。

「目を覚ます」のも「覚まさない」のも自由意志ですが、覚ますと決めた魂がしなくてはならないのが、この「エゴ」の「毒出し」です。

私　その「エゴ」という名の「毒」は、人類をピラミッド社会の中で生きるようにさせた、闇側の洗脳によるものなんですよね？（あ、これって例の、「盲従」ですよね？）

先生　そうです。だから、**目を覚ますと決めた人は、今までの人生で身につけてきた、洗脳による「エゴ」の価値観をすべて手放す必要があるのです。**

ただし、そのことを困難にしているのは、洗脳によりこれまでの眠りが余りに深いので、**「エゴというものが何なのか？」「そのエゴをどう手放せばいいのか？」が全くわからない**ことにあります。

つまり、今、目覚めようとしている多くの人々が、どうしたら良いのか分からないというのは、そういうところにあるわけです。

いわば、それは、「毒」が何なのかもわからず、その「毒」の出し方もわからない、といった状態です。

私　それじゃ、病気は治らないですねえ。（これは、重症ですな……毒が回り過ぎていますす……）

松葉たばこのすすめ

松葉たばこって何？

私が採取した松葉を、ネットショップでお譲りするようになってから、だいぶ時間がたちました。

私がネットショップを気に入っているのは、売り買いする相手と、直接、コメントやメッセージでやりとりできることです。

松葉を送る際は、松葉の使い方や保存方法などを、私が情報としてお伝えしているつもりでしたが、意外にも私の方が、思いがけない情報を頂くことがよくあります。

松葉たばこもそうでした。

初めて聞いた時は、私は喫煙しないので、大して気にも止めませんでしたが、そのうち「(松葉を) 松葉たばこにしたいので」という声を何度も聞くようになり、私も興味を持つようになりました。

何しろ、わが家には今、様々な乾燥状態の松葉が山のようにあるので、材料には事欠かないのです。

「松葉たばこ」という商品があるわけではなく、初めに、何をどう調べてよいのかわからなかったので、まずはネットで単純に「松葉たばこ」で検索してみました。

すると、私が一番初めに目についたのは、なんと、大正15年に出版された『松葉煙草製法伝授書』というもので、国立国会図書館デジタルコレクションにより公開されているものでした。

この本の著者の佐内美哉《さないよしや》という人によれば、松葉たばこの発明者は秋田市松という人で、当時手広く松葉たばこを製造販売していたようでしたが、専売法に抵触し、営業停止の憂き目に遭ったとあります。

（今なら、本物だからこそ目をつけられ、あえて消されたであろうことがわかりますね）

何しろ言葉が古く読みづらいので、私も全ては読み切れていません。

松葉たばこは健康にいい

しかしどうも、この「松葉たばこ」は、普通のたばこの代用品と当時は見なされていたようですが、実際は有害なたばことは似ても似つかない、健康に非常に有益なものであるらしいことが、いろいろ記されています。

松葉たばこは、健康のためにはむしろ吸った方が良い！　らしいことがよくわかりました。

「松葉たばこは、普通のたばこのように咳を生じることがないばかりか、心身を爽快にし、記憶力を増進するなど、ニコチン中毒を治す実証を得たのである」と書かれています。

これは何かすごいものかも!?　という私の期待はいよいよ高まり、実際に松葉たばこを吸ってみた人の感想を探してみました。

すると、ツイッター（２０２１年時点）の世界では、コロナワクチンを接種した人からのスパイクタンパク質の影響で、健康被害（シェディング）を受けた人たちの間で、松葉たばこは、意外にも話題になっていました。

ざっと見ただけでも、頭痛や喉の痛みにいいとか、なかなか取れなかった疲労感や倦怠感《けんたい》に効いたとか、体中の筋肉痛のような痛みが和らいだとか、リンパの痛みが治まったとか、とてもたばことは思えないような効果があるようで驚きました。

しかも、緊急の症状にも、即効性があるようなのです。

ほかにも、シェディングによる体調の悪さがすぐに快復したという、驚くようなツイートがたくさん出てきました。

やはりこれは松葉茶のように、松葉の効能から来る強力な解毒や浄化の作用が働いているものと、思われます。

味の方もかなり良いようで、さわやかな香りと共に、口の中もさっぱりして爽快感がある、と書かれています。

そしてリラックス効果も高いのだと思われます。

最近、ワクチンのスパイクタンパク質の害を弱めるのに、酒やたばこが良いという情報を頻繁に見かけます。この場合のたばこは、普通のニコチンの入っている体には良くない方のたばこですが、酒と共通して考えられるのは、やはりリラックス効果だと思います。

酒はともかく、たばこがスパイクタンパク質にいいと言われても、私は今さら吸う気などなかったので、これまでは聞き流していました。

でも、健康に良いたばことなれば、話は別です。

それに、松葉でできているたばこであれば、松葉の効果が高いのは当然だと思います。

そしてさらに、たばこに特有の「煙」というものにも、何か秘密があるようです。

お香を焚いて空間を浄化したり、昔から場を浄めるのに、香りのある薬草の煙を使ったりしてきました。

そして最近では、煙によって5Gの影響を受けにくくなる、とも言われています。

これまでも、たばこの代用として野草たばこという、乾燥させたよもぎやすぎななどを使ってたばこにする方法が実際にあったようですから、その代わりに乾燥させた松葉を使ってたばこにするのも、普通に考えられると思います。

松葉たばこの良さを確信するに至ったので、私はネット情報を見るのはここまでにしました。

松葉たばこを作ってみる

それではいよいよ、実践編です。

私はこれまでの経験上、松葉の良さについては、我ながらかなり詳しいと思っています。

といっても、松葉の良さを味わうのに決まりや方法などといったものは存在しないということも、わかってきました。

今でも私は、その時々により、松葉を眺めながら、感じるまま思いつくままに松葉を使っています。

なので、松葉たばこも、できるとなれば何も難しく考える必要はないと思いました。

【松葉たばこ用に使う松葉について】

当然たばこ用なので、松葉は茶色く乾燥した葉を使います。

元々私は、松葉茶を作る時にも、茎や小枝から葉を外さずに乾燥させた松葉を使う方が、味がまろやかになることは知っていました。

ですから松葉たばこの場合も同様に、小枝ごと乾燥させた松葉を使います。（先程の本にも、同様のことが書かれています）

そして松葉は、お茶と同じく、できるだけゆっくり乾燥させたものの方が、枯れた緑の色が美しく仕上がります。

写真上は、乾燥前のものと、約1ヵ月、乾燥させたものです。

干す場所は、屋内の明るさで十分です。

できるだけゆっくり干すとなると、時間はかか

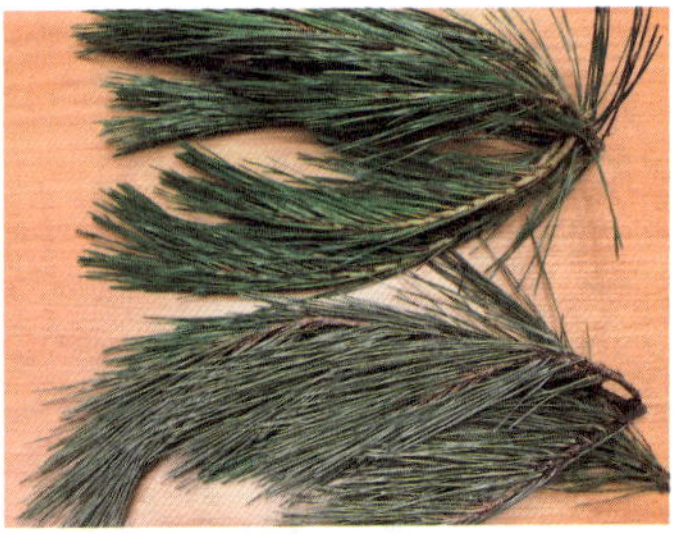

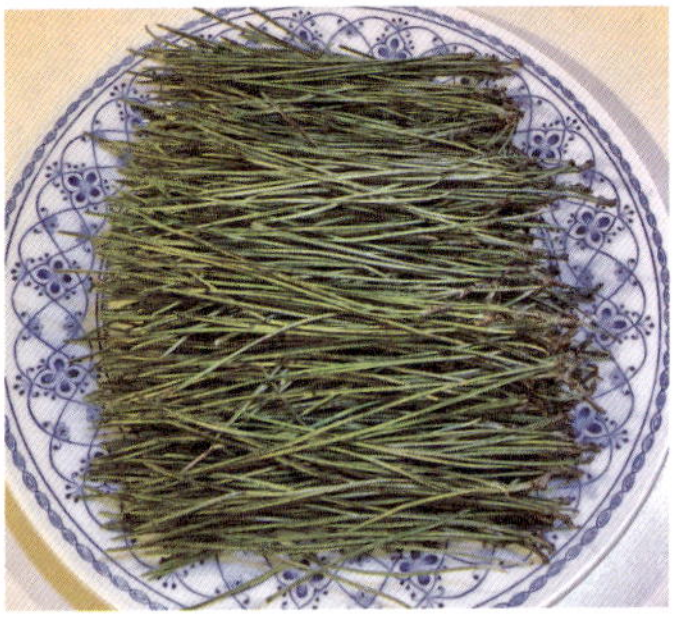

写真上　乾燥前の松葉（上）と比べて、乾燥後の松葉（下）は緑が褪せている
写真下　乾燥した松葉を枝から外して揃える

ります。最低でも、3週間から1ヵ月位はほしい所です。

（先の本によれば、半年干すのが良いという記述がありました）

松葉は、長さが7センチから10センチ位が多いので、たばこの長さとしてはちょうど良いと思います。特に細かく切ったりする必要はありません。

【巻きたばこ用の紙について】

これは、そもそも私はたばこを吸わないので、全く詳しくありません。

とりあえず、体に良さそうなものとして、ヘンプ（麻）ペーパーというものをおすすめしておきます。これはパルプのものと比べて、紙が燃える時特有の臭いが少ないのが特長です。他のものでももちろん構いませんが、自然由来で無漂白のものが良いでしょう。

ペーパーのサイズは、最も標準的なレギュラーサイズで7センチ位です。

【松葉たばこの紙の巻き方】

松葉は、ペーパーのサイズに応じて、長さを揃えておきます。普通のたばこの太さにするには、松葉40～45本位は必要です。しっかりめにくるくる巻き、最後は舐めてのり付けします。

それで完成です。フィルターなどは入れないので簡単です。

【松葉たばこの吸い方】

松葉たばこは、普通のたばこに比べ火の持ちが良く、長く楽しむことができます。

また、松葉の火が途中で消えることもないので、たばことして吸いやすいと思います。

【私の感想】

驚くことに、松葉たばこの煙は、喉を痛めることもないようです。

私は、実に40年ぶりの喫煙でしたが、慣れない私が深く吸い込んでもむせませんでした。

そして、すぐにリラックスして、気分も爽快になりました。それが不思議と長続きします。

肩こりにも効くのか、私の場合は、肩をマッサージしてもらったような軽い感じがありました。

普通のたばこの喫煙者にとっても、味的に満足できるのではと思います。

私が吸っても、思わず初めに「うまい」という言葉が出ました。

普通のたばこのような感じが一瞬するのは、普通のたばこのタールに当たる、松ヤニから来るのかもしれません。

煙も、普通のたばこのような臭さがないので、私も、たばこに対する認識が全く変わってしまいました。当然ながらニコチンなどは入っていませんし、習慣性もあるとは思えません。

にもかかわらず、体調の良さを実感できるので、私でも、1日に1~2本は吸いたくなりそうです。

これまで色々松葉を試してきた私ですが、この松葉たばこは、松葉サイダーの次におすすめできます!

第7章

マスクの悩みとは「毒出し」の苦痛

1　人類の「エゴ」の「毒出し」は痛みを伴う

私だけノーマスク！

私　前回の先生のお話からすれば、今目覚めようとしている多くの人々にとって、どんな「エゴ」という名の「毒」があり、その「毒」をどう出せば良いか？　ということが、今後最大のテーマになってきそうですね？

　ところで先生、ここでお話しするのはちょっと恥ずかしいのですが、個人的なことで伺ってもよろしいでしょうか？

　先生のお話しされていることに比べて、レベルが低いのですが……。

先生　ジョイさんが、レベルが低いと言われたことの意味は、きっと、何かごく身近なことということなのでしょうね？

「愛」は決して抽象的なものではなく、この世界では常に具体的な形を取って現れます。ですから、それがレベルが低いとか高いとかいうことはありません。目の前の些細な物事こそ、一番大切なんです。

私　そうなんですか……。では少し長くなりますが、聞いてください。

実は、最近の話なんですが、私は、ネットで始めた松葉でしたが、その松葉の関連商品を地元の「道の駅」でも扱えないかと、ふと思いついたんですね。

それで道の駅に申請して許可が降りたので、私も地元の生産者の一人として、参加できるようになりました。

道の駅には、私はこれまでずっと、買う側の立場で利用してきただけでしたが、これから地元の住人として、道の駅で売る側の経験ができることに、新鮮な気持ちでとても喜んでいました。

早速、商品の搬入の仕方や陳列台での並べ方などを、担当者の方から教えて頂くことになりました。

お店の裏に事務所のような所があって、そこでお話を伺っていました。その最中にも、他の生産者の方が多く出入りしていました。するとそのうち、私は、自分がひどく異質であることに気がつきました。

要するに、私だけノーマスクだったのです。（笑）

これまでも、道の駅で買い物する時、私はマスクをしたことがなかったのですが、考えてみれば、私は客の立場だったせいもあって、結構強気でいられたのです。

ところが、こういう売り手という組織の中に入ると、たちまち、その空気に飲み込まれてしまったのが、自分でもよく分かりました。

最近先生から「盲従」の話を聞いて、私は鼻息も荒く、ノーワクチン！　ノーマスク！　と息巻いていたのにです。

でもそれは、ある意味、これまで私がどこにも属さない人間だったので、そう言えただけだったのです。

事務所の中で、まさに無言の圧力を感じ、私はとたんに居心地が悪くなりました。

すると、案の定、責任者の方に呼ばれました。

「ジョイさんは、マスクをしないんですか？」

「しません」

私は思わず、ぶっきらぼうに答えました。実をいうと、目に見えないものすごい圧力を感じて、他に言葉が出てこなかったのです。

本当は、マスクがいかに無意味で、間違っていて、健康にも非常に悪いということなど、私はいくらでもしゃべれるはずだったのですが、なぜか全然出てこないのです。

結局私は、言われるだろうなーと思っていたことを、そっくりそのまま、その責任者から言われることになりました。（笑）

そしてその場で私は、自分では持っていなかったマスクをご丁寧にも頂き、その後、有無を言わさず、マスクをさせられました。（笑）

手も足も出ないという、余りにもあっけない敗北に、私は自分で愕然《がくぜん》としてしまいました。この私が戦わずして負けるなど、考えてもいませんでした。家に帰ってからも、すっかりそのことで打ちのめされ、頭からこのことが離れませんでした。

考えてみれば、たった一枚の「マスク」の話なんですよ！　そんなの本当は、どうだっていいことじゃないですか⁉

私は自分が何で、こんなにショックを受けるのか？　こんなショックを受けている自分にも、嫌気が差しました。真実はどういうことであるのか？　これまで散々、先生からもお話を聞き、よくわかっているはずなのに、自分のこととなると、全く何もできなかったのです！

たかがマスクだとは思いながら、私はそれが「奴隷の象徴」だと知っているだけに、その屈辱感ときたら、半端ないのです。

これから、道の駅に行くたびに、私はこの屈辱感を味わうことになるのかと思うと、本当に気が重くなってしまいました。

私も、定年までは、会社という組織の中で長い間生きてきた人間でした。

組織の決まりの中に長くいたのですが、定年後は、毎日が日曜日になり、すっかりそういう意識も薄れていました。

でも、一般のほとんどの人は、今こうした状況下で、マスクはおろか「コロナワクチンを打たなければならない」あるいは「打ちたくないけど、打たないと仕事を続けられない」とか、個人の意に反した組織の意向に従わざるをえないという状況に、多かれ少なかれみんなが置かれているのだと、私もより理解しました。

先生、このことをどう考えたらよいのでしょうか？　恥を忍んで、伺いたいのですが……。

自分の意識が現実を作るので、「人のせい」はない

先生　これは、恥どころか、人類にとって喜ぶべき、素晴らしいお話です!!

私　……えっ!?

先生　私が、「素晴らしい」というのは、魂が喜びへと変わっていく、今がまさにその時だからです。

私　魂の喜び？？？

先生　そうです。魂が成長できるチャンスなのです。

これはどういうことなのか、少し長くなるかもしれませんが、ご説明したいと思います。

これまで人類は、闇側のピラミッド型の支配により、常に上の言うことを聞かねばならないという社会の中で、長い間生きてきました。

要するに、**「上の命令を聞かなかったら、下の自分は生きていけない」**ということです。

上の命令がいかに間違っていようと、下はそれに「逆らうことはできない」のです。「逆らうことができない」ということは、下は、必ず上によって打ち負かされてしまう、ということですね。

この、**闇側が作った「エゴ」世界では、必ず「エゴ」のより強いものが勝つことになっているから**です。

ここからが大事な所です。

なぜ大事かというと、これまでのそういう現実を変えたいと思うのであれば、この構造がどう成立していたかを、理解しなければならないからです。

まず、この現実世界がどんなふうにできているのか？　前にもお話ししたのですが、ジョイさんは覚えていますか？

私　はあー……。確か、現実は、自分の意識が映し出しているとか、なんとか。

先生　そうです。どこまでも、自分の意識の反映なんです。

私　ハンエイ？

先生　自分の意識が、この現実といういわば360度スクリーンに、映画のように映し出しているということです。

私　どうやって⁉

先生　それはいい質問です。人の意識というのは「光の粒」であり、「波」でできています。これは「波動」であり、「エネルギー」です。そして、この世界のものはすべて、この「波動のエネルギー」でできているということです。

しかも、それは自分が発している波動のエネルギーの、完全な映しであるということです。

私　私の意識の映しが、この現実だということですか？

先生　そうです。自分の意識や感情が、この現実を作っています。

それが全部、「波動のエネルギー」でやりとりされ、自分の眼の前に、実際に見える形に現れているのが、この「現実」なのです。

私　だから、この世界は「波動のエネルギーの世界」ということなんですね？

先生　そうです。この世界がというより、この宇宙全体は、すべて「波動のエネルギーの世界」なのです。

そのことの理解の前提があって初めて、闇側がどのようにこのピラミッド社会で人類を支配してきたかが、わかるのです。

私　えっ？　闇側は、そういうことを知っていて、地球のピラミッド社会を作っていたんですか？

先生　それは、もちろんそうです。宇宙においては常識ですから。

逆に言うと、闇側は「波動のエネルギー」のことを人類に隠してきたからこそ、人間を支配・コントロールできたのです。

私　つまり、「現実はどうできているのか？」という肝心な部分が、人類には隠されてきたんですね？

先生　そうです。だから人類は、現実の物事が見た通り常に先にあって、それに人の感情や意識が反応していると考えがちなのです。

私　はあー、わかりましたよ、先生。結局、それで人は物事を「人のせい」「外のせい」にするっていう、考え方をしてしまうのですね？

問題が起きた時、「人のせい」「外のせい」にしても、根本的な解決にならないことはわかっていながら、それでも人はそうしてしまうんですよね？

だって、「自分の意識が現実を作っている」とは思いませんから。

先生　そうです。この現実が、単に「波動のエネルギー」によってできていることを理解していれば、そもそも「人が悪い」「外が悪い」という考え方にはならないのです。

なぜなら、**自分の意識が、鏡のように映し出されているだけ**だからです。

それは、「映っている鏡に文句を言っている」ようなものです。

私　そうなんですね。それでそれは、先ほどの私のマスクの話とはどうつながってくるのでしょうか？

先生　まずジョイさんは、マスクのことをどんなふうに「人のせい」「外のせい」にしているのか、ご自分でわかりますか？

私　えーと、まずはマスクを責任者のせいにして、「人のせい」にしていますよね？

そしてそのことを、組織だから仕方がないと「外のせい」にもしていると思います。

先生　そうですね。ジョイさんの意識は、**「自分はマスクをしたくないのに、自分の意に反して、マスクをさせられる」という「被害者の意識」**にいるわけです。

これは、「上からの命令に対して、下の自分は、その命令に従いたくないけれども、従わざるをえない」という構造と、同じですね。ここまではいいでしょうか？

私　はい。

「エゴ」を手放せるチャンスが来た

先生　ではこれを「波動のエネルギー」として見るとどうなるか、考えていきましょう。

まず、ジョイさんの意識の中に、「上の命令には、従わなければならない」あるいは「上の命令に従うことは、良いことである」という価値観が、どこか深い所にあります。

その価値観は、ジョイさんのこれまでの人生の中で、無意識のうちに外側の物事の影響を受け、自分で選択し、取り入れた価値観です。

その価値観が想念となり、感情を伴って、波動としてジョイさんの意識から発せられるわけです。

そしてその波動のエネルギーは、この現実世界に何を映し出したかというと、「マスクをしろという上の命令には、従わなければならない」「マスクをしろという命令に従うことは、良いことである」と、自分が思う現実を映し出したのです。

だからもし、ジョイさんの価値観の中に、「上の命令には、従わなくてはならない」とか、「上の命令に従うことは、良いことである」という価値観がなければ、自分がそう思うような現実を、映し出すことはありません。

私　えー？　でも私は、もう自分でその価値観が嫌だと、強く思っているんですよ！

先生　そうです！　だからこそ、こうした問題として映し出されているんです。

例えばもし、「その命令に従うことがいいことだ」という価値観を、そのまま良しとしていれば、自分はその命令に従うだけですから、何の問題も起きないわけです。

ところが、ジョイさんは、その自分の中の古い価値観をもう手放そうとしているからこそ、ジョイさんの意識の上に上がって、そういう現実を作ったのです。

つまり、今世界中で、このマスクやコロナワクチンの問題が起きているのも、これまでの人類の「上の命令には従わなくてはならない」「上に従っていれば、自分は生き延びていける」という**「エゴの価値観」**を、**そのまま持ち続けたい人と、もうその古い価値観を手放したいと思う人とに、人類が分かれる**からです。

だから、これからの新しい地球に生きるために、その古い価値観を自分は手放したいと思っている人程、今、辛い局面で苦しい思いをしています。

けれどもそれは、**自分の意識の深い所から浮上した「エゴの価値観」を、手放せるチャンスが来た**、ということなのです。

私　それが、まさに「毒出し」なんですか⁉⁉⁉

先生　そうです。「毒出し」は、毒を出している最中は、とても苦しいものです。

ジョイさんの思いは、まさにその苦しさなのです。

なぜなら、これまで、その『毒』と人は一体化していた」わけですから、その「毒」を引きはがすのに、痛みが伴うわけです。

けれども宇宙には、無駄なことは一切ありません。これも、魂の大切なプロセスなのです。

今回の、地球の次元上昇にあたり、このプロセスをへることによって、魂は、完全に新しく生まれ変わるという経験をするチャンスに、恵まれました。

これは宇宙全体にとって、またとない素晴らしい喜びなのです。

私　（私のマスクの悩みから、ここまでの話になるとは！！！！）

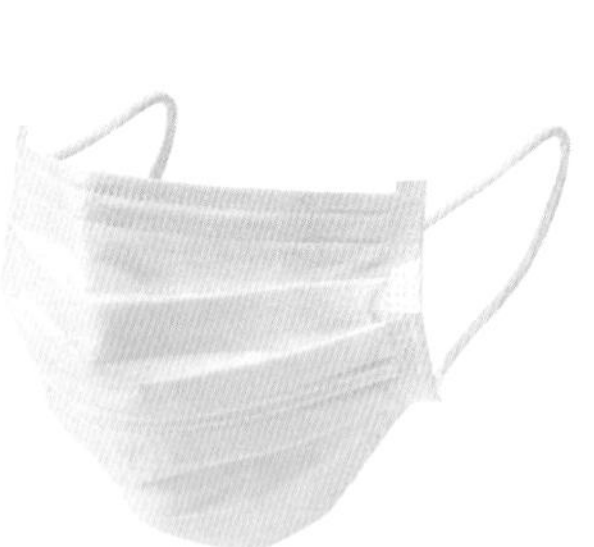

2　先に目覚める者は、痛みを伴う

新しい地球に生きるかどうかを、誰もが自分で選択する

私　それじゃあ、先生が仰るところの今、地球は「次元上昇祭り」の真っ最中であり、一方人類は「毒出し祭り」真っ最中、っていうことですかね？

先生　（笑）そうですね。今、人類は全員、まず「新しい地球に生きるかどうか？」を宇宙に問われていて、これは全ての人が、必ず自分で答えることになっています。

私　え？　誰に問われているといわれましたか？

先生　「宇宙に」と言いました。でも、宇宙とは「自分の本質」なので、自分で自分に問うているのと、同じです。

私　なるほど。そして答えるというのは、「自分は新しい地球に生きる」というのと「自分は新しい地球には生きない」という、二つの選択肢があるのですね？

先生　そうです。「新しい地球に生きる」ということは、これまでの3次元世界から「5次元世界に生きる」ということですね。

私　「5次元世界に生きる」ということは、どんな世界に生きることになるんでしょうか？

先生　5次元世界はどんな世界かと言うと、それは、より宇宙の根源ソースに近づく方向なので、「より愛の多い世界」となります。「より愛の多い世界」ということは、波動的に「より軽い世界」ということです。

私　それは、何となくわかりますね。愛が多ければ、波動的に軽くなるんですよね？

先生　そうです。ところが、その波動的に「より軽い世界」で生きるためには、人も軽くなる必要があるのです。

私　「人が軽くなる」とは、どういうことですか？

先生　**「人が軽くなる」とは、これまでの3次元世界で身につけてきた「エゴの価値観」を手放すことです。**なぜならば、「エゴの価値観」とは、愛の少ない、波動的に重い価値観だからです。

私　それが、「毒出し」ということなんですね？

先生　そうです。ですから、**「新しい地球に生きる」という選択をした人々は、どうしても「毒出し」が必要になってくる**のです。

私　あ、ちょっと待って下さい。その「毒出し」の話の前に、一方で、「新しい地球に生きない」という選択をした人々は、どうなっちゃうんですか？（気になります……）

先生　新しい地球とは言いますが、もう今までの地球は存在しなくなるので、この選択をした人々は、これまでの古い地球によく似た星で生きることになります。

と言っても、本人達は、地球から引っ越したという感覚は持たないので、これまでの日常が何も変わることなくずっと続いている、と思い込みます。

でも人々は、これまでの波動の重い価値観を身につけたままなので、引き続き、支配と被支配の関係を、お互いに立場を変えながら、ずっと続けていくことになります。

私　そうなんですか。でもどちらを選ぶかは、全く本人次第なんですね？

先生　そうです。愛は常に「自由意志」を尊重します。どちらが良くてどちらが悪い、ということはありません。しかしこの選択は必ずなされ、ゆっくりと、でも確実に分かれます。

今は、お互いが入り交じっていて、いわば混沌とした状態ですが、それぞれの選ぶ「世界線」が違うので、最終的には、お互いに初めからそうだったと思う、それぞれの別の世界にいることになります。

先に気づいて先に目覚める

私　……そうなんですね。気になる質問なんですが、では「新しい地球に生きる」という選択をした人は、必ずそうできるんですか？

例えば、「毒出し」に失敗して新しい地球に行けなくなるとか、そういうことはないですか？

（私は今、ノーマスクの一件があるので……念のため）

先生　大事なのは、「自分がどうしたいか？」「自分はどちらを選ぶか？」ということでしかありません。

自分で「新しい地球に生きる」という選択をした人々には、そこに向かう道が開かれ、おのずとその道を歩んでいくことになります。ですから必ず、新しい地球に行き着きます。

私　ということは、本当に「自分がどちらを選ぶか？」を決めることでしかないんですね？

先生　そうです。「新しい地球に生きる」と決めることによって、そこへの道が自然に示され、誰もがその道を歩み始めることになります。

私　それでは、今まだ眠っている人々は、もう「新しい地球に生きる」ということは無理なのでしょうか？

私が言うのもなんですが、眠りが深すぎて、とても目を覚ますとは思えない人々もいます。

（私にマスクを強制してくる人々のことです、例えばですが。笑）

先生　今、まだ眠っている人々というのは、実際は大半の人々です。ほとんどと言ってもいいです。

一方で、自分は目覚めたいと思い、「新しい地球に生きる」ことを楽しみにしているような、一部の人々もいます。

私　そうですね。私と意見が合う人も、まれですがいます。(笑)

先生　今の地球のこうした状況は、実は無理もないことなのです。闇側による人間支配が余りにも長く続き、人々は容易には目を覚ますことができない程に、深く眠ってしまったからです。

けれどもこれは、宇宙にとっては、ある意味想定内のことでもありました。想定内ということは、こういった今の地球の事態をあらかじめ予測できたということです。

しかし、宇宙は「愛そのもの」であり、完全完璧な働きが、常になされます。地球に対しても、多くの手が差し伸べられることになり、人間の目覚めを助けるために、わざわざ自分も人間になることを希望した宇宙の魂達が、その昔、地球にやってきたのです。

私　えっ？　それは誰なんですか？

先生　それは、ジョイさんのような人達ですよ。そして、ジョイさんのブログの記事に行き着いたような方々です。

私　え？　私がですか？　せっかくのお言葉ですが、私にはそういった記憶は、全くございません。

先生　それはそうです。闇側との契約で、生まれる時に記憶は全部消されることになっていますから。

でも、これもまたあらかじめ分かっていたことなので、手はちゃんと打ってありました。

それが、記憶はなくとも自力で「先に目覚める」、ということだったのです。

人間になった魂達は、これまでは普通の人間として、ほかの人達と同じように生きてきました。

そうして、一旦は眠りに落ちても、その魂達は**この地球の次元上昇のタイミングで、当初の計画通り「先に目覚める」**という目的を果たしたのです。

多くの人々の目覚めを助けるためには、「先に気づいて」「先に目覚める」必要があったからです。

先に目覚める者は逆風の中を進まなくてはならない

私　まあ、そう言われれば、私は昔から、知りたがりやのジョイさん、と呼ばれてましたし、キラキラしたスピリチュアルのことも、ドロドロした陰謀論にもなぜか心惹かれました。

そして今、こういう所に行き着いていることを思えば、そうなるべくしてなったというか、確かに私の目覚めは早かったかもしれません。

先生　そうです。今、目覚めた人々というのは、「自分は、本当は誰であるのか?」という宇宙の記憶を全て失った上、この世界の「エゴ」にまみれながらも、それでも、たくさんの眠っている地球の人々の助けになりたいと思った、奇特な方々なのです。

私　だから今、自分が他の多くの人と余りにも違う、と感じることは当然のことだし、そういう理由があるのだとすれば、このことを苦痛に感じる必要もないのですね？

先生　そうです。魂の望む目的があるのです。先に目覚めるということは、当然、多くの困難を伴います。

簡単に言えば、「世の中を敵に回して」前に進むことになるからです。

要するに、逆風の中を進まなくてはならないのです。

私　じゃあ、私のノーマスクの「戦い」もこれだったんですね？

たかがマスクと言っても、私は「みんなと同じようにしていれば安心だ」という思いには、どうしてもなれなかったんです。

先生　まさに逆風ですね。真実を知り、目覚めれば目覚める程、向かい風の中を進まなくてはなりませんからね。

私　「先に目覚める」って、やっぱり大変なことなんですね。

先生　そうです。人々の目覚めを助けたいと思ってきた魂は、みんなそれぞれの場所で、多かれ少なかれそういう経験をし、今まさに苦しさを感じているところなのです。

その苦しさというのが、何度も出てきているように、「毒出し」をしなければならないということです。

前にも触れましたが、それは病気を治すのと同じプロセスです。

人は、体に取り入れた毒を出さなければ、本当の健康になれません。同じように、**人は意識に取り入れた「エゴ」の毒を出さなければ、本当の自分に戻れない**のです。

本当の自分というのは「ワンネスの自分」であり、「神である自分」ということです。

自分が「宇宙そのもの、神そのものである」ということを、どれだけ「受け入れる」ことができるかで、「霊性の高さ」が決まります。

これまでの人類の眠りから人が真に目覚めるということは、長い間、闇側によっておとしめられていたこの「霊性」を、これからいかに自分で上げることができるかに、かかっています。

自分の本質は神であることを受け入れることで霊性を高める

私　だから自分で自分を、ちっぽけでつまらない存在だと思ってしまうのは、相当、霊性が低い状態ということになるんですね？

でも人は、多かれ少なかれ誰もが、そういう無力感とか無価値感を抱えて、これまで生きてきたのではないでしょうか？

先生　そうです。それは人類の最大の「毒」かもしれませんね。

「自分に価値がない」と思うからこそ、「上の立場の者に従わなければならない」と思うことになり、また**「取りあえず、みんなと同じことをしていれば安心していられる」という「エゴの価値観」をもつ**ことに、つながってきます。

私　これがまさに、例の「盲従」の中身だったんですね！！！

先生　そうです。それこそ、**人類全員が抱えている「エゴ」の毒**です。

私　先ほどの「先に目覚めた」人々の話ですが、自分が先に目覚めることによって、どうやって眠っている人々を「助ける」ことができるのでしょうか？

先生　「助ける」と言っても、すべての人の本質は、誰でも神であり、神は助けられなければならない存在でもなく、助ける必要がある存在でもありません。

　ですから、外から誰かが「助ける」というふうにはできないのです。

　逆に言えば、人は自分で気がつくことができ、自ら目を覚ますことができるということです。

私　ということは、**私ができることは「自分自身を助ける」ことだけ**なんですね⁉

先生　素晴らしいお答えですね。大正解です！

　ジョイさんの言われた「自分自身を助ける」ということの真意は、「自力で霊性を高める」ということなのです。

　それは、「人は神である」ということを思い出し、そのことを「完全に受け入れる」ということに尽きます。

今、コロナワクチンに人々は「盲従」していますが、それは「霊性」の低さと関係しています。

闇側の洗脳により、自分自身を無価値に置くことで、愛から遠く離れてしまったのです。

そういう人々は、目を覚ますことが困難であり、自力で霊性を上げることはできません。

そのために、コロナワクチンの毒の力を借りて、同じく毒である「エゴ」の解毒を試みているわけです。

ですから、先に目覚めた人々の役割は、まず**自分の中にある「エゴ」の毒を自力で手放すことであり、「自分の本質は神である」ことを完全に受け入れることによって、「自分の霊性を高めていく」こと**にあります。

私　つまり、「先に目覚めた」者としての私の役目というのは……今のこの「毒出し」の状況下において、この先の希望を持ちつつ、今は「踏ん張る」ことだったんですね！

先生　そうです。今がその「踏ん張り」時ですね。そうでないと、その先には行けませんから。

3　崖っぷちで人類の目覚めを問うコロナとワクチン

見えない次元で霊性を高めることが重要

私　そろそろお話が長くなってきたので、また次回に回そうと思いますが、最後に伺いたいことがあります。

先生が、「新しい地球に生きるためには、〈見える次元で目覚める〉ことが必要であり、〈見えない次元で霊性を高める〉こと」だと何度も仰っていますよね？

〈見える次元で目覚める〉というのは、例えば、コロナワクチンが実は人口削減のためとか、強制されるマスクが実は無意味で、あるいは健康によくないものであるとか、テレビに出てくるような有名人が、実はゴムを被った役者だとか、そういう事実を知ることが「目覚める」ということなんですよね？

一方〈見えない次元で霊性を高める〉ということですが、特に先生は「自力で霊性を高める」と言われます。これがよくわからないのです。多分「自力」というところがポイントになってくる、と思うんですが……。

先生 その質問を待っていました！ それは私の専門分野ですからね。（笑）

「見える次元で目覚める」ことについては、ネットでも今は、たくさんの人がそういう情報を発信されていると思います。皆さんは、それを目にする機会も多いでしょう。

でも、私が言う〈見えない次元で霊性を高める〉ということは、まだほとんど耳にしたことがないと思います。

今は、見える次元の混乱の中で、どうしても「外」に目を向けてしまいがちです。

でも、5次元の世界では、これまで以上に「自分の心の内側に目を向ける」ことが必要になってきます。

ですから、新しい地球に生きるためには、どちらかというと〈見えない次元で霊性を高める〉ことの方が、これからずっと重要になってくるのです。

私 ……先生のご専門（??）は、「エゴ」でしたよね？（質問は、これだけか？ 笑）

先生 そうです。はっきり言ってそういう分野がないので、そういう専門家もいないのです。（笑）

私 （頭をかきながら）あの……「霊性」の意味を、すぐ忘れちゃうんですが。

先生 まあ、普段の会話にはあまり使いませんからね。

例えば、「人間性」の意味なら、すぐわかりますよね？　その見える次元での「人間性」に当たるものが、見えない次元での「霊性」なのです。

人間には、霊的な側面の「霊性」というものが、誰にでも必ずあります。

私　あー、確かにそのようなご説明を聞いた気がします……。

先生　だから、そういう自分自身の「霊的な側面」の理解を、これから人類はどのくらい深めていくことができるのか？　が問われています。

私　だから、「自分が神であること」を思い出すのでしたね。

先生　そうです。だから **「霊性」が高いとは、自分が神であることを完全に受け入れ、理解している状態**です。これは「ワンネスの愛そのもの」の状態です。

それに対して、「霊性」が低いというのは、自分の「霊的な側面」に対する理解が少なく、あくまでも、見える次元の「自分の体だけが自分である」という理解にとどまっている状態です。

つまり、「ワンネスの神の意識からは遠く離れている」状態ですね。

私　いやー、そういえば、前にもお聞きしましたね。

先生　そうです。「目覚め」とこの「霊性」は、実は切っても切れない関係にありますからね。

コロナワクチンは「目覚める」か「目覚めない」かを選択させる

私　それで出てきたのが、今回のコロナワクチンということでしたよね。

先生　そうです。人間の「眠り込み」が深いと、その霊的な側面である「霊性」も、とても低くなってしまいます。

だから、眠りが深すぎて「目覚める」ことができない人々が、どうしてもワクチンを打つことになってしまうのです。

私　だから、コロナワクチンは絶対に打ってはいけないんですよね？

先生　そういうわけでもありません。

私　え!?　いい場合もあるんですか??

先生　良い悪いではなく、宇宙の根源、ソースの視点からすれば、すべてが素晴らしいのです。

前にもお話ししましたが、コロナワクチンは、「見える次元で目覚める」ことができない人々のためにあります。

つまり、**眠り込みの深い人類に対して、いわば、崖っぷちに立たせて、自らの意志で「目覚める」か「目覚めない」かを選択できるように、働きかける**わけです。

そして、このまま眠ることを選んでしまうのも、良いことでも悪いことでもありません。

私　先生は、そう仰いますが、目覚めている人々は、それでもできる限り、ワクチンを打とうとする人を、その人のために止めたいと思いますよね？

（それは、なかなか至難の業ですが）

先生　そうですね。その方が「愛」が多いですから。

けれども、今回、たとえ「目覚めないこと」を選択したとしても、全ての魂は、「いつか」は必ず、3次元を「卒業」する時が来ます。

但しここで重要なのは、この「卒業」は、いつでも自分の好きな時にできるわけではないということです。

例えば、小学校なら6年後ですし、中学や高校では3年後というように、決まったタイミングというものがあります。

今回の地球の次元上昇は、その大切な「卒業」というタイミングに当たるわけです。

そういう意味では、宇宙は「愛そのもの」なので、今回のタイミングで、できる限り多くの人類が目覚めることを選択してほしいと期待し、全ての人にそう働きかけているのです。

私　すべての魂が、必ず目覚めるんですかー？（声がクレッシェンドになる）

先生　そうです、いつかは。なぜなら、魂はワンネスの存在で永遠だからです。

神の意識は、生まれることも死ぬこともありません。

しかも宇宙に時間という時の流れはありませんから。常に「今この瞬間」しかないのです。

時間というのは、元々そう錯覚させるように、闇側が作り出したシステムですからね。

私　そうなんですか。先生の人類の「エゴ」のお話は、いつも闇側が何をしてきたかに、関わってきますね。

人間は闇側の作った「エゴ」の世界の「ゲームの駒」だった

先生　そうです。これまでの**この地上の世界は、あくまでも闇側が人類支配と搾取のために、彼らにいいように作ったもの**です。決して人間の幸せのためなどではなく。

そのために、闇側は様々な知恵を絞り、よりゲームを面白くするために、日夜骨身を惜しまず頑張ってきたのです。

私　はあ、頑張ってきたんですか。（笑）

先生　ですから、人の「エゴ」を理解するためには、闇側が何をしてきたか？　を理解する必要があるのです。

私　では、人類の「エゴ」は、闇側のせいなんですね？

先生　えーと、それは少し順番が違います。元々、闇側の作った「エゴ」の世界の中に、人類は置かれたのです。

「エゴ」というのは、元々、宇宙の根源ソースから遠く離れた状態、つまり「愛の少ない価値観」のことです。

「エゴ」の基本的な意味は、「自分さえ良ければいい」「自分だけが、いい思いをしたい」「自分だけは、生き残りたい」というものです。

これはそもそも、闇側の、彼らの価値観なのです。その彼らが作った世界が、この人類にとっての「現実の世界」です。

つまり、この地球は「エゴ」を極める彼らにとっての傑作作品というわけです。

その中に**「ゲームの駒」として存在している人類は、当然、どこを見てもエゴの価値観に染まっているこの世界で生きる**ことになります。

私　えっ!? 人類って、本当に「ゲームの駒」でしかないんですか？

先生　前にも言いましたが、その通りです。

だから**人類は、闇側の作ったピラミッド型の社会という「支配と搾取の構造」の中でしか、生きてこなかった**のです。

それが、これまでの3次元の地球の実態です。

これにほとほと嫌気が差したのが「地球意識」です。この「地球意識」が、5次元への上昇を望んだのです。

私　わーお……これは、す、すごい話ですね！

先生　そうです。人類は、闇側の「ゲームの駒」であることが、深く眠り込んでいてわからなかったから、これまで平気でいられたのです。

ですから、一旦このことを知ると、世の中はとんでもないことばかりが起きているとわかり始め、とても平気ではいられなくなります。

それが、「目覚める」ということです。

私 つまり「目覚め」って、自分が「ゲームの駒」だったとわかることなんですね！

（えー、ショック！！！！）

（なんか、あんまり、かっこ良くない。笑）

「エゴ」の「毒」を出すことで「本当の自分」に戻れる

先生 人類がそこまでの「目覚め」に行き着くためのチャンスが「今」なのです。
これはとても重要です。**いかに、これまで人類は闇側にとっての「ゲームの駒」であったか？** を知らないと、目覚めたことにはなりません。
なぜなら、そこまでの完全な理解がなければ、また別の闇にとって代わられてしまうことになりかねないからです。
私 それで、目覚めた人にとっては、今、こんなにも悲惨な事実が、次々にこれでもかというほど明らかになってきているのですね？

先生　そうです。だから、これはいいことなんです。

私　（！！！！）

先生　これからの新しい地球は5次元世界ですから、人類がこれまで溜め込んだ「エゴ」の「毒出し」をする必要があると、私はずっとお話ししてきましたが、今、目覚め始めた人々の多くが真実を知って、色々なショックや混乱、葛藤などを感じるのは、だから当然のことです。

これは一種の、「毒出し」による「好転反応」なのです。

私　先生のお話を聞くと、ものの見方が本当に変わりますね！

先生　そうです。一見、悪化したかのように見える、辛い「好転反応」ですが、これも治癒の自然なプロセスなので、「好転反応」は、むしろ喜ぶべきことです。

それは、**「エゴ」の「毒」を出すことによって、「本当の自分」に戻れる**ということです。

私　ということは、その「本当の自分」に戻ることが、「霊性」を高めることなんですね!!

（いやー、決まりました！！！　すごいよ、オレ）

4 宇宙の根源ソースの視点で自分を見つめる

自分が神であることを受け入れる

先生 あ、そうそう。(先生、私の決めゼリフを、スルーですか……)それで、〈「霊性」を自力で高める〉とはどういうことか? というご質問でしたね。

繰り返しになりますが、『人の本質は神なので、誰かに助けてもらわなければならない存在ではないし、誰かが助けてあげなければならない存在でもない』という前提は、とても大事なことです。

つまり「神」であるなら、すべて自分でできるということですからね。

なぜこの前提が大事なことかというと、**人類は、常に「何か欠けた存在」だというふうに、闇側に洗脳されてきた**からです。

私 そういえば聖書では、罪を犯した、アダムとイブの話から始まり、人類は全て、生まれながらにして罪を背負っている、なんて言葉もありますしね。

先生 そうですね。すべての宗教は闇側が作ったものなので、「神」を自分の外に置いている以上、「人間の眠り込み」を深くすることにしかなりません。

闇側は何としても、人間が、自分自身が神であることを思い出すことがないようにする必要が、あったのです。

私 人間が神であることを思い出すと、どうなるんでしたっけ？

先生 3次元の地球での「人類支配ゲーム」が終わります。

なぜならば、闇側が人類を支配コントロールすることが、できなくなってしまうからです。

私 分かりやすいですね……。

先生 とにかく、闇側がそのゲームを終わらせないために、それは一番大事なことだったからです。

それがどれだけ大事なことだったかは、闇側が人類にそうさせた手を、ここで逆に考えてみればわかります。

つまり「自分自身を不完全な存在と見なし、外側に完全な神を置き、無能である自分は、万能である神に従わなければならない」と闇側がさせたことを、逆にします。

すると、**「自分自身を完全な存在と見なし、自分の内側に完全な神を置き、万能である自分は、外の何かに従わなければならないことはない」**というふうになりますね。

　この逆にしたものが、実は**「霊性の高い状態」**と言えるのです。

私　おお、見事ですねー！　全くひっくり返ってしまうんですね！　これもまた「大逆転」というわけですね。

先生　そうですね。このように、これまでの「霊性を低くする状態」から「霊性を高める状態」へと、人類が自分自身を持っていくことが、「5次元の新しい地球に生きる」ということなのです。

私　でもやっぱりわからないのは、「自分が神であることを思い出す」ということなんですよね……。

先生　ジョイさんは、どうも「思い出す」ということにこだわっているようですが、これは前も言ったように、記憶によるものではないのです。

　まずは、**「自分自身が神である」ということを受け入れ、「自分自身をそう見なす」**ところから始めます。

私　と、言いますと？

自分が本当にしたいことを自分に聞く

先生　それは常に、**「神だったらどう思うか？　どう考えるか？」**という視点を持つことです。

但し、ここが重要な点ですが、これまで人間にとっての「神」というのは、あくまでも闇側に植え付けられた「神」だったので、そこを取り違えないことです。

私　人間に植え付けられた神とは？

先生　それは、まるで人格があるかのように人を裁く神であり、悪いことをすると罰を与える神のことです。

私　（そして、全然人を助けない神ですよね？）

先生　これに対して、私の言う神とは「宇宙の根源ソース」のことであり、「無条件の愛そのもの」、人格を持たない「神」のことを言っています。

そこからの視点を持つということです。

私　具体的には……？

先生　それは簡単なことです。ジョイさんという肉体の中に、そういう「神がいるという視点」を持つということです。

つまり、**自分自身を、常にその「無条件の愛の視点」から見る**ことなのです。

私　はあ……。自分自身が「愛そのものになる」ということですか？

先生　そういうわけではありません。肉体の自分自身を、何かに変える必要はないのです。

ありのままの自分に対し、「無条件の愛の視点」を持つということです。

私　……。それって、どうすればいいんですか？

先生　これも、簡単なことです。

私　（そんなに簡単なことなんですか⁉　笑）

先生　例えば、神の視点で、今この瞬間、自分のやっていることを見て、肉体の自分に問うことです。

私　え？　一体、何を聞けばいいんですか？

先生　神＝無条件の愛からの問いだとすれば、それはどんな問いになると思いますか？

では、やってみて下さい。

私　さあ……（シーン。しばらく沈黙が続く）

まあ、とりあえず、ご機嫌はいかがですか？　みたいな……とか？（笑）

先生　そうです。無条件の愛ですから、まずは、自分が何を思っているのか？　何を感じているのか？　何がしたいのか？　何かほしいものがあるのか？　ということを自分に聞くわけです。

そして、その無条件の愛は、自分が思っていること、感じていること、したいこと、ほしいもの、そのすべてを完全に受け入れます。

ここで、善悪の判断は一切しないことが、ポイントです。

私　つまり、**自分が本当にしたいことを、自分に聞く**わけですね？

先生　その通りです。大事なのは、それに対して価値判断しないということです。

私　それだったら、何でもＯＫ！　ということですよね？　価値判断しないということですから。

先生　その通りです。じゃあまずジョイさん、今この瞬間、その神の視点で、自分に問うてみて下さい。

私　今、何を感じてる？　……ですかね。

先生　それに対して、肉体のジョイさんは何と答えますか？

私　……ああ、暑いなあ、とか？（笑）

先生　いいですよ。そうしたら、神の視点で何と答えますか？

私　そうだね、暑いね。じゃあ、何がしたい？　……かな？

先生　いいですね。その調子で、今度は答えて下さい。

私　そうだなあ、川で、泳ぎたいなあ……。いや、やっぱり、アイスクリームが食べたい、かな？（小学生か⁉）

先生　それでいいんです。その時、どんな気持ちになりますか？

私　まあ、**何でもＯＫなら、気分は良くなります**よねえ。（笑）

先生　（先生、急に大きな声を出す）**そ・こ・が、大事なところなのです！**

私　（びっくりしたあ！）

先生　そうやって、**「宇宙の根源ソースの視点」から自分を見ると、すべてが素晴らしいこと**

なので、気分が良くなります。

そして、気分が良くなったことで、また「宇宙の根源ソース」に近づくことができるのです。

私　え⁉　もしかして、これが「霊性を高める」ってことなんですか？

先生　簡単に言ってしまえば、そういうことです。

こうして、常に「無条件の愛の視点」で自分自身に問いかけ続け、自分自身が望むことを許すことなのです。一瞬一瞬そうすることで、「自力で霊性を高める」ことができるのです。

ソースからの愛のエネルギーを受け取る

私　でも先生、私がどうしてもわからないのは、その「宇宙の根源ソース」が、どこにあるかということです。

先生　「宇宙の根源ソース」がどこにあるか？　ということより、何であるか？　ということの方がわかりやすいかもしれないですね。

「自分自身の魂の源」ということで、ソースが「大海」だとすれば、自分自身の魂は、その「一滴」という関係にあります。

「魂」と「大海」は全く同質ですが、魂である「一滴」は、その「大海」から飛び出したようなものです。「ワンネス」と言っても同じです。

私　その「ワンネス」こそが、本当の自分、ということなんですね？

先生　そうです。だから、**「宇宙の根源ソースに近づく」という意味は、ソースからの愛のエネルギーを、たくさん受け取ることができる**ということです。

それで**人は、嬉しくなり、楽しくなり、喜びが増え、気分が良くなる**のです。

私　「ワンネス」って、イコール「気分が良くなる」ってことなんですか⁉⁉⁉

先生　そうです。「ワンネス」につながれば、当然「ワンネスの状態」になりますから。

例えば、わかりやすいのは、今の子供達はゲームが大好きですよね？　親としては、ゲームの弊害を心配して、何とかやめさせたいと思うものです。しかし、ゲームが好きな子供にとっては、あの、ワクワク興奮している瞬間こそ、まさに「ワンネス」につながっている状態だと言えるのです。

つまり、「ワンネス」のエネルギーがたくさん流れ込み、最高の気分を味わっているわけです。

私　でも、放っておいたら、ゲームをやめられなくなってしまうのではないですか？

先生　それはないです。人間は、飽きますからね。

だから、様々な種類のゲームが、手を替え品を替え、次から次へと飽きさせないように出てくるわけです。

私　ゲームの例はつまり、「自分のしたいことをする」ことで、「ワンネス」とつながるということですか？

先生　そうです。**一瞬一瞬、常に「ワンネス」の視点から自分を観察し、自分に何がしたいかを判断なく問う**わけです。

　そして、**自分がそうしたいと思うことを認め、肯定して、そうすることを自分に許す**のです。

私　まあ確かに、自分の中には「ああしなければいけない、こうしなければいけない」「ああしてはいけない、こうしてはいけない」そんなものが、渦巻いているような気がします。（あーあ。苦笑）

先生　そうなのです。闇側はそうやって、人間の思考を外のことで忙しくするように、わざと仕向けてきました。

　そして「自分自身が本当は何をしたいか？」というような、「内面の思考」をさせないようにしてきたのです。

　そうして、人類はどんどん「自分で思考する」ことができなくなり、上の命令や人の言うことを、ただ盲目的に聞いて、従うようになっていったのです。

私　その極みが、国に、コロナワクチンを打てと言われて、今多くの人々が、それを鵜呑みにしているということですね⁉

先生　そうです。ですから、自分自身に対して「本当はどうしたいのか？」「何をしたいのか？」を「無条件の愛」から問い、それに対して真剣に、「自分が本当にしたいことをする」

という選択ができるようになることです。

「神の視点」を持ち、一番したいことを問う

私　先生のお話を聞く分には、とても単純なことだと思えます。でも実際は、全くそうできないで来たのは、なぜなのかなあ……？

先生　なぜだと思いますか？

私　……………。まあ、結局、怖いからですかね？

先生　その通りです！

闇側は常に、人間を恐怖によってコントロールしてきました。

自分の気持ちよりも、人の言うことに従うことの方が良いことだ、という価値観を持たせ、「従わないことは悪いことだ」「従わないと良くないことが起きる」「従わなければ、身の破滅だ」と思わせるように仕向けたのです。

この洗脳を解かないことには、「霊性を高める」ことはできません。

そのためには「神の視点」を持ち、自分自身が**「今この瞬間、一番したいことは何なのか？」**という心の声に常に耳を傾け、受け入れ、肯定し、そうすることを許してあげることが大事なのです。

私　自分自身に対して、この「神の視点を持つ」ということが、「自分が神であることを思い出す」ことになるんですね？

先生　そういうことです。この**「神の視点」をいつも忘れないでいることができれば、「自分が神であること」を思い出していられる**のです。

私　そういうことだったんですか？

これが「自力で霊性を上げる」ということなんですか？　すごく、具体的な説明でしたね。

先生　実際に、愛はいつも具体的なのです。愛はどこか外にあるのではなく、自分自身の中にあることを忘れないことです。

それにより、人類は自分自身の中に愛を湧かせていくことができます。そして、5次元の新しい地球に行くことができるのです。

私　自分自身の中に「愛を湧かせていく」ということを、もっとお聞きしたいところですが、今日はその「入門編」ということでしょうか？　お話をありがとうございました。

（やっと、一区切りついた感じです）

先生　（笑）「入門編」というより、まあ、オリエンテーションみたいなものですかね？

私　（やっぱり、先は長かった……）

第8章

「エゴ」を「毒出し」して神である自分を思い出す

1　目覚める人に「毒出し」は避けて通れない

洗脳からの目覚めの決断が必要

先生とお会いしてお話を伺えば伺う程、内容がどんどん濃くなっていきます。

気がついてみたら、あっという間に時間が過ぎていた、という感じでした。

というより、完全に時を忘れていた、と言った方がいいかもしれません。

私は家に帰ってから、もう一度メモを見直しつつ、記事をまとめていこうと思いました。

それでネットを開くと、目に飛び込んできたのは、相変わらずコロナの話ばかりです。

にもかかわらず、私は私で「われに返った」（笑）かのようになり、やっぱりニュースが気になって、ついつい読んでしまう自分がいました。

（修行が足りません）

わが家は、引っ越し後、テレビを接続しそびれ、いまだにテレビを見るわけでも、かといっ

て捨てるわけでもないという、変な状況下にあります。(笑)

それでも、ひとたびネットを開いてしまうと、たちまち闇側の支配の「魔の手」が、こうやって伸びてくるのだなあと、私も感じるようになりました。

先生は、人類の洗脳を解くにあたり、はっきりと「まず、テレビを捨てることが先決です!」と仰いました。

それを聞いた時は、私は冗談くらいにしか思いませんでした。

つまり、そんな簡単なことという思いがあったのだと思います。

しかしテレビは、このほんの数十年の間に、誰にとっても見るのが当たり前のようになり、人々が自分でも気がつかないうちに、自分の生活そのものになってしまっています。

まんまと洗脳された人々は、そのようなテレビを今さら捨てることなど、簡単なことどころか、本当はもう既に不可能になっているのです。

そこをあえて可能にすることができるとすれば、人間自身の、まさに「洗脳からの目覚め」が必要であり、強い決意に基づく「決断」が必要になってきます。

(でもこれ、たかがテレビの話なんですよ! 本当はなくても生きられるのに、何の支障もないものでさえ、こうなのです)

ちなみに、この時私が目にしたニュースというのは、「東京・渋谷 若者対象ワクチン接種に朝から大行列」というものでした。

そこでは、渋谷の保健所の前で、平日の朝から、路上に若者たちがおよそ100人以上長蛇の列を作って、ワクチン接種の順番待ちをしている姿が、報道されていました。

これがパッと目に飛び込んできた瞬間、私も思わず、心がざわつきました。

（やっぱり、まだ修行が足りません……）

けれども、このニュースをどう受け取るかによって、目覚め具合が違ってくることに、気がつきました。

これには2通りのパターンがあります。

① ここで言われていることを、文字通り受け取るパターン。

「コロナワクチンを、こんなにたくさんの人が打ちたがっているんだなあ……本当にすごい行列だ！」

「やっと、20代、30代の若者に順番が回ってきて、ワクチンを受けられるようになって、良かったね！」

「われわれ60代は、もうとっくに打ったけれど、若者はこんなに密に並んで、大変だなあ……」

「コロナは本当に怖いから、若者も、ワクチンを打ちたい気持ちはみんな一緒なんだなあ……」

「それにしても、あんな大行列で密になって、大丈夫なんだろうか？」

などなど。

②　メディアが人類支配のための道具だと理解しているパターン。

「相変わらず、あの手この手で、人々にワクチンを打たせようとしているなあ……」

「わざわざ、若者が進んでワクチンを打とうとしていることをアピールして、誘導しているとしか思えない」

「この若者の行列で、できるだけ多くの他の若者を引き寄せようっていう魂胆だな？」

「大体、平日の朝から、若者がコロナワクチンを打つためにこんな大行列を作るはずがない。これはヤラセか⁉」

という感じになります。

つまり簡単に言えば、①は「眠っている」人々、②は「目覚めている」人々といったところでしょうか？

案の定、ネットには、これはマスコミのヤラセ報道であるという指摘が、あちこちでなされていることがわかりました。

つまり、なかなかワクチンを打ちたがらない若者達を誘導するために、渋谷のワクチン接種会場で、行列を作るエキストラを使ったのではないか、と言われているのです。

実際、以前からこういうことがあったようです。

毒を認識して手放し、自分を取り戻す

このことを、先生がお話しされたことと照らし合わせて考えてみれば、どういうことが起きているのかがわかります。

つまり、たとえ現時点で何とかワクチンを打たずにきた若者も、もし、他のみんながワクチンを打つことを望んでいるからという理由で、フラフラと、自分もワクチン接種会場に足を運んでしまうようでは、まだ眠っているままで、目覚めたとはいえないということなのでしょう。

「みんながそうしているから」という理由で、みんなと同じことをして安心を求めるのは、まさに「盲従」の基本的姿であると言えます。

（これは本当に、人類最大の弱点だったのですね⁉）

一体どうしたら、人類はこの最大の洗脳である「盲従」を、手放すことができるのでしょうか⁇

それを考えると、改めて、先生が言われていることがどれほど重要であるかが、見えてきます。

つまり、今のこの世の中は混沌として、メチャクチャ（デタラメ）なことばかりが起きていると、「気づいている人」の多くはそう思っているはずです。

（このヤラセ報道も、実際、デタラメなのではないですか？）

そして、人々はこのようなことばかりを目にする毎日を送っていると、「目覚めた」ことを喜ぶどころか、気持ちが暗くなることの方がどれほど多いかしれません。

でも先生は、ここからが肝心なところだと、何度も言われました。

コロナの裏を知っただけでは、本当の意味で目覚めたことにはならないのです。

つまり、これまで人類が溜め込んできた、**闇側の洗脳による「毒」を出さなければいけない、**ということです。

「目覚めるのか？」「目覚めないのか？」は、全ての人一人一人に問われています。

もし「目覚める」ことを選ぶのであれば、闇側の洗脳による「毒出し」は、通過儀礼のように避けて通ることはできないに違いありません。

しかし、このことは**「毒」を「毒」だと認識し、それを手放す方法を学んで理解すれば、「解毒」は成功し、本来の「神」としての自分らしさというものを取り戻すことができる、**ということなのです。

そういう意味で、今、人々が目にしている物事は、「目覚めることを決めた」人々にとっては、全てが必要なことだということ、そしてそれは、先生が言われるところの、新しい5次元の地球に生きるために宇宙から降り注がれた「試練」という名の「愛」、なのかもしれません。

「マスクをしてください」「私はしません」

私も、遅ればせながら、少しずつ先生の言わんとすることが、わかり始めてきました。

実は今日私は、普段からよく行くスーパーに、家族から頼まれた物を買いに行きました。

(もちろん、ノーマスクです)

私がレジに並んでいると、いきなり男性店員に呼び止められました。(実は3回目です)

「お客さん、マスクしてください！　しないと店内には入れませんので」

というので、私はいつもの通り、

「私はマスクはしません」

と答えました。

すると、その店員は、突然マイクを持ち、店内放送を始めました。

「業務連絡です。店長、至急来て下さい！」

というのです。

ところが、店長は見つからなかったようで、他の責任者の方が現れ、私との会話が始まりました。

「お客さん、マスクをしていただけませんか？」

（ちょっと、腰が低い）

そこで私は、マスクをしない理由を４つ述べました。

「マスクは不衛生です。

マスクではウイルスを防げません。

そして、マスクをすると酸欠になります。

そもそも、厚労省はマスクを強制していません」

と言ったのです。

するとその方は、

「……でも会社の決まりですから」

と答えました。

私は、

「マスクを無理じいすることは、強要になりませんか？　会社の決まりと言われますが、法律で決まっているわけでもないのに、したくないという個人の自由は、否定できないのではないですか？」

と、今回は落ち着いて言うことができました。

すると、相手は完全に固まって、黙ってしまいました。

そして、店長も見つからないようでしたので（笑）、私はそのまま帰りました。

本当の自分に帰るために「盲従」と対峙して「毒出し」する

恐らくこのスーパーで、こういう反応で返してきたお客さんは、今までいなかったのでしょう。

たかが、マスク1枚すれば済むことだと思われる人も、いるかもしれません。

そして取りあえず、見かけだけマスクをしていれば、実際に新型コロナウイルスなどマスクで防げると思っていなくても、マスクを強制されることを何とも思わない人々が大半だということも、知っています。

でも私は、今この時こそ、何としてでも自分の中にある「盲従」という名の暗闇と対峙して、どうしてもそれを「毒出し」したい気持ちでいっぱいなのです。

多分、私は心の中で、自分がマスクは無意味だと思いながらも、結局、マスクを強制されることに従ってしまったら、私はこのままずっと、自分が眠り込んだままのような気がするのです。

恐らく私の中に、従わないことへの「恐怖」がある限り、自分で目の前に、こういう現実を作ってしまうのではないか？　ということまで、何となくですがわかるようになってきました。

ですから私は、以前と違って、今のこういう世の中を変えるために戦うんだ、という気持ちではなく、私は、**本当の自分に戻るために、ただ自分の中の「毒出し」をしたい、**という思いが強くなりました。

先生のお話をずっと伺ってきて、このことが、私の中の一番大きな変化だと思います。

2　目覚めるためには「エゴ」を手放す必要がある

「エゴ」の理解は闇側にとって不都合

私　（また先生のお宅に伺って、お話を聞いています）先生、こんにちは。お陰様で、ブログも順調に更新しています。そのうち本にでもしたいところですね！

先生　最終的に、それが本になるというのなら、それでも構わないのですが、今は本を出したいと思ってお話ししているわけではないんです。

私　いや、今は、ブログを本にするのはよくあることなんですよ。

先生　いえ、そういう意味ではなくて……。私がこれまで本を書かなかったことには、訳があるのです。

私　そう言われてみれば、先生に著書がないのは不思議なくらいですよ。きっと、読みたい人はいっぱいいるはずです。なぜ、書かなかったのですか？

先生 私は30年位前から、人間の「エゴ」について研究してきました。といっても、そんな学問はないですから、全部独学です。独学というより、私の人生、生活の全てを通して、その経験を元に一人で深く考察してきたということです。

そして「エゴ」のことを知れば知る程、これまで人類が「エゴ」を理解してこなかったことには、重大な理由があることに、私は気がつきました。

つまりそれは、人類にとって今はまだ秘密にしておかなければならない、ということでした。

私 なぜ、秘密にしなければいけないんですか？

先生 それは、この世がまだ闇側の支配にどっぷり浸かっていたからです。

つまり、私が次から次へと本を出し、その内容が世に知られることになってしまったら、それは闇側にとって、とても不都合なことになるからです。

そういう場合、闇側は必ず、そういうことを察知します。

私 もしかして、消されちゃうんですか⁉

先生 消される場合ももちろんありますが、逆に利用されることも多くあります。

私 利用されるというと？

先生 前にも言いましたが、闇側には、様々な派閥や勢力争いが常にあって、闇側という単一の存在がいるわけではないのです。

つまり彼らは、お互いに人間を利用し、支配しながら、自分達の勢力をいかに優勢にしていくかに、日々しのぎを削っているわけです。

だから、常に他の勢力を出し抜くために、人類を自分達の都合の良い方にもっていこうとするわけです。

私　そういえば、人類は闇側にとって「ゲームの駒」なんですよね？　だから、わざと人類同士に戦争させたりしてきたんですよね？

先生　そうです。でも彼らにとって一番大事なことは、**「利権を握って、人類からたんまりお金を巻き上げること」**なのです。

例えば、「石油利権」を握っている勢力は、実際は、地球で石油は水の次に多い資源であるにもかかわらず、いつも不足を装い、値段を常に釣り上げようとしています。

それに対して、「原発利権」を握っている勢力は、石油の消費によって生じる二酸化炭素の発生を理由に、地球温暖化のプロパガンダを進め、「石油利権」に対抗しています。

例えばですが、このように地球環境のことなど闇側にはどうでもよく、彼らの中で人間を利用した争いが常に起きています。

私　そういうことは、普通は政治的な自然な流れで起きることだ、と思ってしまいますね。

自然食ブームもスピリチュアル・グッズも、全てに闇側の思惑がある

先生　自然な流れなどというものはありません。全てに闇側の思惑があるのです。
ただし、その思惑とは、闇側の中で優位に立った者の思惑ということです。
人間に対しても同様です。つまり、人々を誘導するだけの影響力のある使えそうな人物がいると、闇側はその人に目をつけ、利用します。
そして大抵の場合、その人は、自分が闇側に利用されているとも知らず、自分は良いことをしているつもりで、人々をいわば間違った方向へ誘導してしまうのです。
私　利用されるって、どういうことなのでしょうか？
先生　闇側が、人々をコントロールしたい方向があったとすると、その人にとっては、自分は良いことをしていると思わせ、その方向へとある意味そそのかすわけです。
私　うーん、わかったような、わからないような……⁇
先生　ワクチンの考え方も、元々、そういうところから来ています。ワクチンを打てば病気を防げると誰もが思っていますが、これは真実ではありません。
真実は、毒をせっせと体の中に入れていることに他ならないのです。そしてそれこそが、人類に毒をばらまきたいという、闇側の意図することです。
しかし「ワクチンは良いことだ」と誰か有名な人や権威ある人が言えば、人々にとってその影響力は大きいのです。
私　なるほど、コロナワクチンも有効だと言っている医者には、製薬会社からたくさんの謝礼が支払われている、という事実がありますからね。

先生　そうです。ただ、それがもっと巧妙な形で、意図されていることがなかなかわからないように、闇側はしかけてきます。

つまり、一見、表面的にはいかにも良さそうに見えることが、実は、闇側の思惑に基づいているのです。

ごく身近な例では、自然食ブームやマクロビオティック、ビーガン、有機農業、自然栽培など、これまでのやり方に対して、近年良いとされるものには、実は、闇側の人間支配の意図が隠されています。

私　えーーー！！　その良さそうなものの中に、どんな意図があるんですか？

先生　それは、それまで人間に、添加物や農薬を使わせることによって儲けていた闇側の勢力に対して、自然食や有機農業に人々の目を向けさせることの方がより儲かると考えた、別の闇側の勢力が優勢になった、という経緯があります。

私　えーーー⁉⁉⁉　だって、自然食っていいことだし、有機農業も人間にとっていいことじゃないですか⁉

先生　ですね。でもそうすることで、新たに、どれだけお金の流れができるかを考えてみてください。

私　確かに、自然食ひとつとっても、全部それで通すとなると大金がかかります……自然食品は高いですからね。でも、その値段が高いことには、そういう理由があったんですか！

（これはびっくり！！！）

先生　よくあるスピリチュアル・グッズなんかも、そうですね。昨今のスピリチュアルブームを作ったのも、これで金儲けができると踏んだ闇側の勢力が絡んでいます。

私　そうそう！　スピリチュアル・グッズって、何でも、ホント、高いんですよねー！

先生　それは、利用できそうな人間に闇側がうまく接触して、宇宙の基本的な科学の知識を、何らかの形で、ちょこっとその人に示唆するわけです。

それでもその人は、自分が利用されているとは思わず、これは人々のためになると思って、そういうものを商品として売るのです。

原理は、人類には疎い宇宙の波動のエネルギーを使っているので、ある程度の効果はあるのですが、でも材料費は、ほとんどお金をかける必要がないので、闇側はボロ儲けできるわけです。

私　はあ？　そんな裏があったんですか⁉⁉⁉

先生　でも、その闇側に利用された人は、全く善意からだと自分で信じていますし、闇側も、そう思わせるように仕組むのです。

だから、よくあるこの巧妙な手口は、人類に知られることなくこれまで来たのです。

「次元上昇祭り」は人類にとって「毒出し祭り」

私　闇側の手が届かないところって、ないのですか？

先生　この3次元世界は、闇側が作った、いわば「ジゴクのテーマパーク」のようなところなのです。

だから、彼らの手の届かないところなどありません。そうなると、いかに目をつけられないようにするか、なのです。

私　どうすると、目をつけられてしまうんですか？

（もしかして、私も？……。いやいや、それはないでしょう。笑）

先生　一番簡単なのは、有名にならないことです。まず、テレビに出るようになった時点でもう、かなり闇側に取り込まれています。

私　えーっ？　有名になっちゃいけなかったんですか⁇

先生　普通は、有名人には憧れるのかもしれませんが、有名になって良いことは、実は何もないです。

自分でも知らぬ間に、闇側のわなにはまり、利用され、人を間違った方向に導くとわかったら、自分も有名になりたいとは思わないでしょう？

でも、闇側も、ちゃんと人間の心理を知り尽くしていますから、おだてられ、いい気分にさせられ、しかも人のためになると吹き込まれれば、普通はそれを断るのは非常に難しいのです。なぜなら、こういうからくりを理解している人間は、ほとんどいないからです。

私　えーーーっ！！！！（ホント、こればっか）
それでは、先生は有名にならないために、本を出さなかったのですね？

先生　別に、出しても良かったのです。なぜなら、私の本は、出したところで売れないはずだからです。（笑）
これまでの人類の状況では、「エゴ」に対する理解など、必要ありませんでした。それは、人類は眠りを深くして「エゴ」を極めている最中だったからです。闇側も絶好調で、ここまで来たのです。

私　人類はぐっすり眠り込んでいたから、闇側は絶好調だったんですね！（笑）

先生　そうです。そういう時代が長く続きました。ところが今、人類は「大逆転劇」のまっただ中にいます。
つまり、これまで眠っていた人類は、そこから目を覚まそうとし始めているということです。

私　人々は今、コロナワクチンを打つかどうか？　で、目覚めを迫られていますからね。

先生　そうです。この時がやっと来たのです。待ちに待った「次元上昇祭り」がやっと始まったという感じです。でも一方で、この時、人類にとっては「毒出し祭り」になります。（笑）

私　（笑）（はい、そのまっただ中です）

次元上昇のためには「エゴ」を手放す「毒出し」が必要

先生　私の話は、まさに、今これから必要になってくる話なのです。

なぜなら、**人類が次元上昇するためには、これまでの「波動の重い、エゴ的な価値観を全て手放すこと」、つまり「毒出し」が必要**だからです。

ところが、これまで人類は、闇側によって、眠りをより深くさせられはしても、目覚める方向には決して行ったことがなかったので、「毒出し」のやり方を全く知らないのです。

私　えーーーっ！！！！！（また叫ぶ）それでは先生は、こういうことをどうして知っているのですか？？？

先生　宇宙は私の中に、人類がそれを必要とする時が来るまで、「真実」をしまっておいたのです。まるで「金庫」のように。

私　なんか、カッコいいーーー！

先生　いいえ、私は、ただの「金庫」です。私は「真実」の保管係だったわけです。

私　今、その「金庫」の扉が開かれたわけですね！！！

（私はその「立会人」、といったところでしょうか？　笑）

3 「エゴ」の「毒出し」の試練を乗り越える時

人間は闇側と同じ「心の闇」を持っている

先生 だから、ジョイさんも、ただの傍観者ではいられないのですよ。
私 え？ 今、私は「立会人」？ くらいかと、思っていたんですが。（笑）
先生 そういうわけにはいきません。まさに、ジョイさんは、「選ばれし記録係」ということですね。（笑）それは、とても責任重大です。
私 ……そうすると、私も闇側に、目をつけられることになりませんか⁇（笑）
先生 闇側が人をコントロールする時、必ずお金が絡んできます。別に、お金そのものに問題があるのではなく、人の心の方に問題があるのですが。
　でも私は、ジョイさんのお陰で、このような形でお話ができることに、とても満足しています。なぜなら、今のこの形は、私に全くお金の入り込む余地がないからです。それはつまり、闇の入り込む余地がないということでもあります。

私　(笑)（すいません、先生。完全に、ただ働きさせてしまいまして……。私は、いつか必ず本にしてみせますから！）

先生　いえ、冗談ではなく、私は本当にそう思っているのです。

それは、「真実」とはそもそもお金とは関係ないものですし、人々が「真実」を知るのにお金は全く必要ないということを、宇宙がこのような形で、今実現しているということに、私はとても感動しています。

私　先生は、どうしてそんなに「純粋」になれるのですか？

先生　いえ、「純粋」なだけではダメなんですよ。そもそも人類が、長い間闇側に騙されてきたのはなぜか、わかりますか？

私　そうですね、考えてみれば、人類は何でこんなにずっと、騙され続けてきたのでしょうか？

やっぱりそれは、闇側が人類の上を行く存在だからでしょうか？

先生　上と言っても、闇側と人類は、ある意味よく似た存在なのです。

私　え!?　似てるんですか？（それはやめてほしい）全然別の存在だと思っていましたが？

先生　今の人類は、闇側が最後に手を加えて作ったという話は、以前にしましたね。

闇側にとって人間というのは、自分達に似せて作った、それでいながら、完全に思い通りにするのは難しい存在でもあります。難しいからこそ、彼らも「人類支配ゲーム」に夢中になるわけです。

私　難しいところもあるのですか？

先生　そうです。闇側が人類を完全に作ったわけではないですから。元々人類は、宇宙の叡智が結集し、奇跡的に生まれた、素晴らしい存在だったのです。

その後、闇側がいいように手を加えたということです。ということは、人類は闇側と同じもの、似たものを持っている存在ということです。

それが「心の闇」であり、「エゴ」なのです。

「エゴ」の構造を理解しない限り、愛の選択は難しい

私　え!?　もしかして、闇側の「闇」と「心の闇」って、でどころは同じだったとか!?!?!?

先生　そうです。同じ意味だから、同じ言葉だったんですね。

「エゴ」とは、「自分だけがいい思いをしたい」「自分だけが生き延びたい」「自分だけがもっと得をしたい」というものですが、これは人類の、闇側と共通した「心の闇」です。

つまり、人類の「エゴ」は、闇側の持っているものと同じものですから、闇側は、どうしたら人類の「エゴ」をより深めることができるかを、当然よく知っているわけです。

私　え!?　もしかして、闇側って、人類の「エゴ」の親玉だったとか!?!?!?

先生　うまいこといいますね！　でも実際、人類は闇側の「落とし子」みたいなところがあるのです。

だから闇側が人類を誘惑し、そそのかし、騙すことなど簡単なのです。

ところが人類は彼らと違って、彼らの予想外の行動を取ることもあるので、難しいのです。

それは人類が自分の意志で「愛」を選択する時です。

私　そうなんですね。

先生　でも問題は、「エゴ」について、「エゴ」の構造を深く理解していない限り、人は自分の意志で「愛」を選択するのは、非常に難しいということです。

だからこそ、闇側は、人類に「エゴ」を理解させることを、ずっと遠ざけてきました。

そうやって、人類ができるだけ「愛」を選択できないようにしてきたのです。

私　それで人類は、今の今まで「エゴ」の中に眠り込んできたというわけですね？

先生　だから人類は、闇側にこんなにも騙されてしまう理由が、よくわかりますよね？

だから、純粋なだけでは「愛」の選択をすることは難しいのです。自分の中の「心の闇」を十分理解することなしに「真に愛する」ことは、そうしたくてもできないのです。

私　はあ……。それで先生は「エゴ」を知り尽くした上で、純粋だから、そうやってチャネリングできるんですね？　先生のお話はそういう「宇宙の真実」なのですよね？

先生 いえ、私は、どこかの存在とチャネリングしているわけではありません。

今の地球をある意味客観的に見られる高次元の存在が、人間のチャネラーとの間で交信している例は、たくさんあります。

私 (昔、バシャールとか、好きだったなあ……)

先生 でも、私に託されている「宇宙の真実」の内容は、そういう高次元の存在が語るのは無理なのです。

私 え? (そ、それは、すご過ぎる……) それは、どうしてなんですか!?

先生 というのも、高次元の存在にとっては、人間の細かな「エゴ」の心理は遠すぎて、人間を経験しないと、細部にわたって全てを理解することはできないからです。

そのくらい、人間の経験というものは、全ての物事が宇宙にとってとても貴重なものなのです。

例えば、闇側にも色々な存在がいて、人間の魂を追い出し、体を乗っ取ろうとすることがたまにあります。ところが、長い間体を持ったことがない生命体などは、人間の肉体にとどまることが難しいのです。

私 え!? どこが難しいのですか?

先生 生まれた時から人間をやっている私達には当たり前の感覚が、彼らにはいきなり入ると、人間の体は不自由で堪え難いもののようです。

特に排泄などは、苦痛で仕方がないのです。

私　（爆笑！！！）

先生　だからどんなことであっても、人間を経験して初めてわかる細部の事柄は、「ワンネス」にとって、貴重な情報なのです。

今、地球に生きる人間がこんなにも多いのも、魂にとって、その貴重な体験をしたかったからです。

私　それは、いかに高次元の存在でも、なかなか知り得ないことなのですね。

先生　そうです。でも、ここからまた「大逆転劇」のお話になりますが……。

私　え!?　また「大逆転劇」なんですね!?

先生　そうです。宇宙の視点からすると、この3次元の地球での、人間のこの様々な経験を可能にしたのは、まさに「エゴ」のお陰とも言えるのです。

これは、宇宙の根源「ソース」の「愛」から遠く離れることによって、初めて可能になります。

ですから、結局宇宙にとっては、「エゴ」は決して「愛」と切り離され、対立するというものではなく、どこまでもふところの深い「愛」をより深くするものでしかありません。

ここが重要なところなのですが、**宇宙は「愛そのもの」なので「愛」しかありません。**「愛」以外のものはないのです。**その「愛」からできるだけ遠く離れたら、どんなことができるだろ**

う？　と、その可能性を闇側と共に追求したのが、人類の魂です。
　そして、それを可能にした場所が、この3次元の地球だったわけです。

目覚めつつある人々には厳しい試練の時

私　これから、今までの地球と人類は、本当に変わっていくんですね……。（しみじみと）
先生　その通りです。光と闇という、2元性を追求した3次元の地球の旅は、今ここで本当に終わろうとしています。
　闇の存在と人類は、共に宇宙の根源「ソース」の存在なので、それぞれ「大海」の「一滴」として、魂としては永遠に生きる存在です。
　しかし、今回の、3次元の地球の旅が終わるにあたり、それぞれがそれぞれの道を選択することになりました。闇側の存在達は、5次元に行くことを望まないので、散り散りになりました。
　一方、人類も目を覚まさなければならない時になり、宇宙からは、5次元の地球に行くことを促されています。
私　本当は、宇宙からしたら、全ての人類が5次元の地球に行くことを望んでいるのですか？
先生　宇宙は「愛そのもの」なので、できる限り、多くの人類がそうしてほしいとは思っています。

でも、「愛そのもの」は完全に自由意志を尊重するので、**人類は「眠ったまま、次の旅を続ける人々」と、「目覚めて、新しい地球に生きることを望む人々」とに分かれる**ことになります。

私　だから今、人類は、ちょうどその「分かれ道」にいるところなんですね。

先生　そうですね。でも、ひたすら眠り続けてきた人類にとっては、このような選択の時が来ようとは、これまで考えもしなかったことです。

ですから、いまだにほとんどの人々が眠り込んだ状態にいるのは、当然のことなのです。

今、目覚めつつある人々は、何らかの理由があって、強い意志を持って目覚めたいと望んだから、目覚めるところまで来ているのです。

私がお伝えしたいことは、そういう全ての目覚めつつある人々のためのものです。

完全に眠っている人々や、完全に目覚めた人々には必要がないので、届くことはないでしょう。

今の段階で目覚めつつある人々は、目覚めることを望む何らかの理由があった、少数の特別な人々です。ところが、せっかく目覚めようとしても、その目覚めつつある人々にとって今の状況は、非常に厳しい試練の時になっています。

にもかかわらず、このような状況の中で、地球の外部からの支援は、なかなか個々人にまで行き届かないのが現状です。なぜなら、人々の意識の中に闇の構造の支配がまだまだ強く残っているからです。

それが、目覚めようとしている人々の苦しみになっています。

これまでの人類のトラウマは余りにも深く、目覚める選択ができない人々が多くいるのも、そのためです。

しかしこれは、当然起こりうる目覚めのプロセスなので、恐れる必要は何もないのですが、そのことがわからないと、恐怖が次から次へと出てくることに圧倒されてしまうのです。あるいは、その恐怖に耐えきれず、後ろ向きになってしまい、停滞を招いている場合もあります。

これは実は、病気を治す時の「毒出し」と全く同じことなのです。

「毒出し」の最中の苦しみを乗り超えるためには、そのプロセスを理解している人の、肯定や励ましや助言が、何より必要になってきます。

今、目覚め始めている人々にとって、一番必要なのはそういうことなのです。

私　それで宇宙は、先生に「エゴ」を深く理解するという「宇宙の真実」を託し、そして今、その封印が解かれたのですね！！！

（……そして私は、「選ばれし記録係」？です）

4 「毒出し」の苦しみを理解して、より深く愛を知る

目覚め始めた人々は宇宙由来

私　それでは、先生が一番望まれていることというのは、「今、目覚め始めている人々」の助けになりたい、ということなのでしょうか？

先生　そうです。「今、目覚め始めている人々」というのは、今、ジョイさんのブログと奇跡的な出会いを果たし、この記事を読むことのできる、ごくわずかな人々のことです。

私　先生は、その目覚めつつある人々が、「何らかの理由があって」目覚めることを強く望んだので、今目覚め始めるところまで来た、と言われましたが、その「何らかの理由」って何ですか？

（私も確か、その中に入っているのですが、理由は、さっぱりわかりません……　苦笑）

先生　それは、様々なケースがありますが、今、この早い時期に目覚め始めた人々のほとんど

は、魂のルーツが地球以外にあることが多いです。

スピリチュアルでは、よくスターシードとか、ライトワーカーという言い方をしますが、要するに「地球の次元上昇」を成功させるために、そのサポートをする目的があって、地球に来た魂なのです。

私　私も、ライトワーカーという言葉は、昔から聞いたことがありましたが、その人達と地球にいる他の人々の魂とは、どう違うんでしょうか？

先生　元々、「地球で進化してきた魂」というのは、長く続いた闇側の支配の影響が余りにも大きく、いわば、ずっと眠り続けてきた人々です。

そして今も、そのほとんどが眠り続けています。

それに対して、「地球外から来た魂」というのは、人間になるにあたり、闇側との契約で自分が何者であるかという記憶を消されたため、同じように眠っていた人々です。

だから表面上は、ごく普通の人間として、本人もそう思って生きてきました。

私　では、見かけ上は、全く同じ人間なんですね？

先生　そうです。そうでないと、人間にはなれなかったからです。

でも違うのは、地球の次元上昇の時期に目覚めるための、いわば訓練のようなものを受けてきた、ということです。

私　へえ？（そうなんですか⁇）

先生　そのくらい、闇側の影響による眠りは非常に深いのです。

訓練を受けてきたはずの魂ですら、目覚めるところまで、なかなか行き着けないくらいです。

私　それは、目覚めるための訓練をしてきたからこそ、その、目覚め始めた少数派の人々が、今いるということなんですね？

先生　そうです。世界の何十億人もいる人類の中で、ほんのごく少数です。

目覚め始めた人々は、地球内部からサポートをする

私　それで、その人々の目的というのは？

先生　目的は、「地球の次元上昇の成功」ということで一つなのですが、そのための役割分担というのは、それぞれあります。

まずは、地球外部からのサポートと、内部からのサポートに分けられます。

「今、目覚め始めた人々」は、その、地球内部からのサポートをするために、やってきたわけです。

私　「地球内部から」というと？

先生　それは、一番肝心の、眠り込んでいる大勢の人類の中に混じって、ということです。

それが、地球の内部からということですね。

私　そうすると、やはり一番の役割は、眠っている人々を起こすということなのでしょうか？

先生　確かに、先に目覚めるということは、結果として、他の眠っている人々を起こすことにはなると思います。

「愛そのもの」の宇宙からすれば、全ての人間達が、この次元上昇の時期に目覚めてほしいと願っているからです。ですから、先に目覚めた人々が眠っている人々を起こしてあげようとすることは、「愛」にかなった自然なことです。

でも、余りにも深く眠っている人々を、無理に起こすこともできないというのが実情でもあります。

私　それは、前にも先生が言われた通り、人間の本質は神であり、それぞれが自由意志をもった存在だから、ですよね？

先生　そうですね。宇宙は、「自由意志」を何よりも尊重します。

さらなる眠りを追求していくという選択も、それはそれで「宇宙の新たな創造の拡大」になるので、それもまた素晴らしいと考えるのが宇宙なのです。

私　先生の宇宙的な視点からすると、コロナワクチンも、そういう「目覚めないことを選ぶ人々」のための「宇宙の愛」ということになるんですよね？

先生　そうです。全ての存在には、皆等しく「宇宙の愛」が注がれていますから。

私　それでも、何も知らず、言われるままに毒を打って死んでしまうなんて、何だかなあと、正直私は、思います。

先生　それは、「死」というものに、ネガティブな洗脳が入っているので、そういう気持ちになるのだと思います。でも真実は、もっと単純な意味で、この機会に本人自身が「体を出る」決断を下した、ということでしかありません。

表面的に、何も知らずにワクチンを打ったからというふうに見えても、魂のレベルでは全てわかった上でのことなのです。

私　つまり、結局のところ、誰しも「目覚める」というのは、「自分が目覚める」しかないわけですね？

先生　その通りです。ですから、先に目覚め始めた人々の目的は、ほかの眠っている人々を起こすということよりも、もっと大切なことがその先にあるのです。

私　え？　それは何ですか⁇

先に目覚めた人が後から目覚める人々を助ける

先生　一番大切なことは、**後から目覚めた人々をサポートしてあげる**ことです。

後から目覚める人々というのは、ほとんどが、すでにワクチンを打ったか、これから打つ人々の中で「生き残る選択」をした人々です。

私　コロナワクチンを打つと、少なくとも半数以上が、2〜3年以内に亡くなると噂されていますからね。それはつまり、「眠り続けること」「体を出ること」を選んだ人達ということですね？

先生　そうです。ワクチンをすでに打った人々や、これから打つ人々というのは、当然、「まだ眠っている人々」のことです。

ただ、その人々の中にも、5次元の新しい地球に生きることを望む人々が、何割かはいるわけです。

今、このコロナワクチンには、実は、人の遺伝子を組み換える役割があります。

それは、その何割かの眠っている人々でも、次元上昇した新しい地球に、体を持って生きることができるようにするためです。

つまり、人間が闇側の遺伝子操作によって作り替えられてしまった部分、それは「エゴ」脳なんですが、そこを破壊する作用が、この遺伝子組み換えワクチンにはあるのです。

だから、ワクチンを打った人々には、2〜3年のうちに、本当に新しい地球に生きたいのか？　が問われ、それを望むチャンスが与えられています。

魂がそれを望む場合、生き残って、肉体的には新しい地球に生きる可能性が出てくるのです。

しかし問題はその後です。本人が新しい地球に生きることを望んでも、これまでの3次元の地球の世界とは、全く違うものになります。

私　新しい地球と古い地球とでは、何が一番違うのですか？

先生　それは、価値観が全く違います。「愛」の少ない「エゴ」の価値観から、「愛」の多い価値観へと変わります。

つまり、**これまでの人類の価値観を全く逆にしなければならなくなる**のです。

私　「全く」ですか⁉

先生　そうです！　これまではこの世界は、闇側の影響により愛の少ない価値観だったので、これまでの価値観の全てを逆にする必要があるのです。

ですから、そうなると当然のことながら、それを受け入れられない人々がたくさん出てきます。

特に、目覚め切れないままに新しい地球に生きる人々にとっては、はっきり言って、苦しみと混乱が待っているのです。

それでも、そういう人々の魂は5次元に生きることを望んでいるので、この時、**先に目覚めた人々の助けが必要になってくる**のです。

私　「今、目覚めつつある人々」には、これから、そういう役割があるんですね⁉⁉⁉

先生　そうです。今の社会的なこのような状況の中で、「今、目覚めつつある人々」は、自分自身が生きるのに精一杯で、とてもこれから先のことなど考えられない、不安の中にいると思います。

でも、そういう人々が、今苦しい思いをしていることには、理由があります。

それは、**「自分自身が完全に覚醒するため」**ということと、**「後から目覚める人々を助けるため」**ということです。

「苦しさ」とは「毒出し」であることを理解する

私　「完全に覚醒する」というのは、完全に「毒出し」して、完全に「エゴ」から抜け出す、ってことなんですよね？

先生　その通りです。「目覚め始める」ということとは、全ての人がそういうところへ向かっているということです。つまり、誰もが、同じプロセスを踏まなければならないということです。

眠り込んでいた自分の中の、**「エゴ」という名の「毒」を理解することによって手放し、「あるべき本当の自分」に戻ることが、「覚醒」**です。

そして、**「完全に覚醒する」とは、「自分が神である」ことを思い出すこと**です。

この先、ここまでの道のりを、いずれ全ての人類が歩むことになるのです。

私　やっぱり、「毒出し」には、すごい意味があるんですね！！！！

先生　そうなんです。「毒出し」の重要性がおわかりいただけると思います。
「今、目覚めつつある人々」が、もし何らかの「苦しみ」の中にあるとすれば、それはまさに

「毒出し」の状態にあるということです。

そういうネガティブな感情は誰もが避けたいものですが、「喜び」の対極にある「苦しみ」を知ることは、決して無駄ではありません。**人類が「エゴ」を追求してきたのも、より「愛」を深く知るという大きな意味があったから**でした。

私　確かに、「毒出し」の苦しさは、本人にしかわからないものがありますよね？　でも「毒出し」は、なぜそんなにも苦しいものなのでしょうか？

先生　それは、「愛」というものの、「無限のふところの深さ」から来るものです。

つまり、**「苦しみ」の理解なくして、「愛」の理解を深めることはできません。**

だから、「苦しみ」の理解がなくては、当然、後から目覚めようとする人々の「苦しみ」を理解することもできないです。

いずれにしても、自分の目の前に起きるひとつひとつのできごとは、全てにおいて「今の自分にとって必要なこと」であり、無駄なことは何一つありません。

それでもひとつアドバイスできることがあるとすれば、**今の自分の「苦しさ」は「毒出し」であると認識し、それを理解すること**です。

そして、一つ一つが浄化されるごとに、自分自身が新しくなっていくのだという目的意識を持つことです。それだけでも、「毒出し」の「苦しみ」の捉え方が全く違ってきます。

しかも、「毒出し」は永遠に続くわけではありません。今、この時にしかできないことなのです。そのことがわかれば、むしろ感謝さえ湧いてくることでしょう。

私　「苦しみ」という「ピンチ」は、「毒出し」という「チャンス」なのですね！

そして「大逆転劇」は、「今、目覚め始めている人々」の一人一人に、もうすでに起きている！！！　ということなのですね！！！！

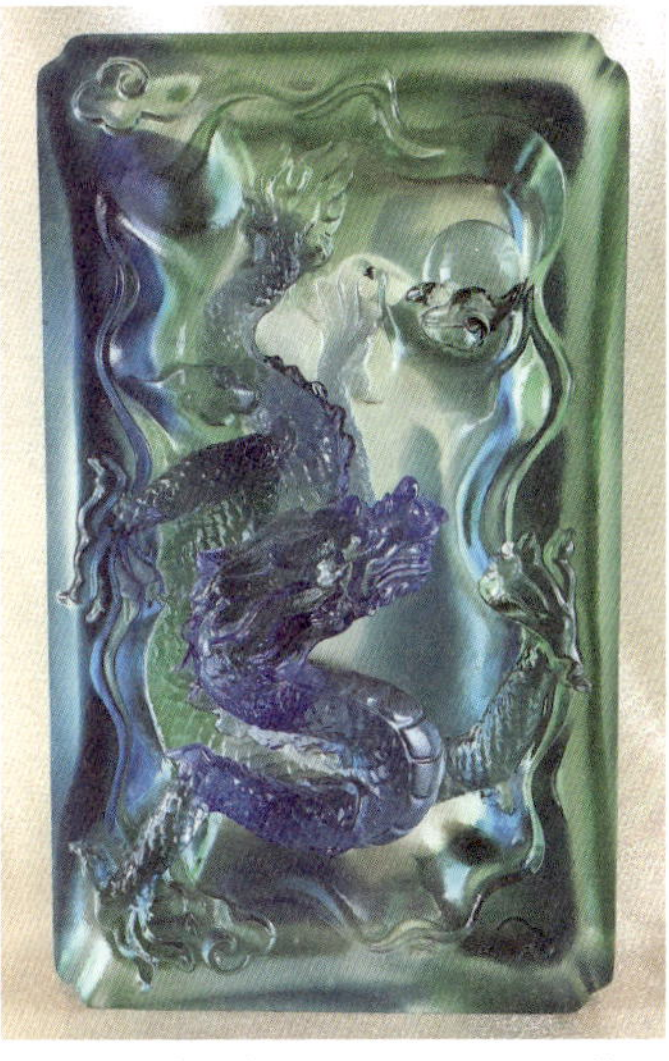

天上の珠を手に入れようとする昇龍

第9章

これまでの人類ができなかったことをする人々

1　宇宙の「ソース」の視点で遊ぶ

「目に見えないもの」こそが唯一の実在

ここまでのお話で、「大逆転劇」は、「今、目覚め始めている人々」の一人一人に起きていると、私がうまく？　まとめたところで、先生に電話が入りました。ではここで少し休憩しましょう、と言われ、私もお茶を頂きながら、先生を待つことにしました。

しばらくして、先生が戻ってきました。

＊　＊　＊

私　先生、何やら、話し込んでいらっしゃいましたね。何か、ご相談事でもあったのですか？

先生　そうですね。以前お会いしたことのある、若い女性の方からでした。

私　悩み事か何かですか？

先生　その方も、まさに「今、目覚め始めた人々」のひとりで、まあ、「毒出し」の悩みですね。

私　そうなんですか？　それでは、私ときっと同じですね。差し支えない範囲で伺ってもいいですか？

先生　そうですね、これは、皆さん共通のテーマになってくると思います。

彼女はもちろん、コロナワクチンは打っていませんし、本当はコロナが存在していないことも、よく知っています。

そして、マスクが健康に良くないことも理解しているので、彼女はこれまで、できるだけマスクをしないできたわけです。

私　はあ、私と同じですね。

先生　ところが、最近になってまた一段と、どこへ行ってもマスクを強制されるようになり、彼女は、うるさく言われるお店を避けているうちに、いつの間にかコーヒーショップ一つにも入れなくなってしまったのです。

そして、マスクをつけたくない思いと、自分のしたいことがどんどんできなくなる思いとで、葛藤するようになってしまったのですね。

私　それ、もう私には、すっごい気持ちがよくわかります！！！（感情、こもってます）
今、世の中は、私やその女性のように思う人など全くいないかのようで、完全に異端です。いくら、自分達が眠り込んでいるからと言って、それをなぜ人にまで強制するのか？　と思うと、私も怒りが湧いてしかたがありません。（熱くなる）

先生　そうでしょうね。

私　でも一方で私は、先生のお話を聞いてきたので、これも、「毒出し」の一つだということはわかるのですが、でも実際、この先どうしていいのか？　私にもよくわからないのです。
それで、先生はどのように答えられたのですか？

先生　そうですね。まず、自分の現実はどのように作っているか？　というお話を覚えていますか？

私　ええと、確か自分の意識が、スクリーンに映し出すように現実を映し出している、というお話だったように思いますが……。

先生　そうですね。「意識」というのは、「振動数」を持った「光の粒」と思って下さい。「意識」は目には見えないものですが、その振動数は「周波数」となって、人は常にそれを発しているのです。そして、その周波数が、それに応じた具体的な現実の物事を映し出します。
つまり、自分の意識は「波動のエネルギー」そのものです。

私　人の「意識が現実を映し出す」とは、そういうことなのですね？

先生　そうです。だから人はそうやって、「自分の意識が向かう」先の物事を現実化していきます。
私　何か、「物理学」に通じるようなお話なのですね。
先生　そうですね。最近やっと「量子物理学」の分野で、このような「目に見えない世界」のことを説明できるようになってきました。
私　これまでの「古典物理学」では、説明できなかったのですね？
先生　説明できなかったというより、この現実の、「見える部分」だけを切り取って説明したのが、古典物理学だったのです。
というのも、闇側の洗脳によって、人類は「目に見えない」ものに対して軽視したり、バカにするように仕向けられてきたからです。つまり、「目に見えるもの」こそが本当のことで、「目に見えないもの」はあやふやなもの、確かでないものというように。
けれども、真実はその逆なのです。「目に見えるもの」はすべて幻想で、「目に見えないもの」こそが唯一の実在なのです。なぜなら、この宇宙は「波動のエネルギー」だからです。
私　えー!?　そうなんですか？？？　なんと、これまでの人類の常識とは真逆なんですね！！！

「重い波動」で「重い現実」を作る

先生　ですから、「目に見えないもの」である人の「意識」が、いわば「ホログラム」のような現実を作り出しているのです。

私　え⁉　現実って「ホログラム」だったんですか？

先生　そうです、よくできた「ホログラム」ですよね。

「人間の体」は、神である「魂の乗り物」だというお話を以前しましたが、「人間の体」に入ると、そのホログラムが、全て本物のようにリアルに感じられるようにできているのです。

「人間の体」とは、そういう乗り物なのです。

私　えーーー、そうなんですか⁉　つまり、本当のところは、この現実は全部「まぼろし」、ということなんですか？？？

先生　そうです。だから、宇宙から見たら、本当はなーんにも存在しないのです。

私　それはないでしょう？　先生。なーんにもない、だなんて。(笑)

先生　では、見ているときはとてもリアルな「夢」はどうですか？　目を覚まして起きてみれば、何もないですよね？

私　……この現実は、単なる「夢」みたいなものなのでしょうか？

先生　そうですね。神が壮大な「夢」を見ているようなものです。
なぜなら、この宇宙に実在するのは、自分の「意識」だけですから。……話が、だいぶずれてしまいましたね。

私　（すみません。苦笑。お聞きしたいことがあり過ぎなもので）

先生　それで、先ほどの意識の話に戻りますが、人は「自分の意識を向けたところの物事」を現実化していくというお話ですね。

これは、ごく簡単に言えば、人が経験する現実というのは、その人が「どんな波動」で、「何に意識を向けるか？」によって決まってきます。

先ほどのお悩みの女性に当てはめると、自分はマスクをしたくないのに、しなければならないという心の葛藤は、「苦しい波動」を発することになります。

そして、自由に行きたいところにも行けなくなるという、自分の行動範囲がどんどん狭められることに意識を向けているのです。

これは、「重い波動」で「重い現実」を作っていくことになってしまうのです。

私　じゃあ、一体どうしたらいいのでしょうか？？？？？（？を10個位つけたいです）

先生　どうすればいいと思いますか？　簡単ですよね？　逆にすればいいのです。
それは、「軽い波動」で「軽い現実」を作るということです。

私　？？？？？（だって、重い現実が先にあるんですよ）

自分は強制される存在という価値観を手放すとき

ます。

先生　確かに、マスクマスクと言われれば、そこに心を持っていかれてしまう気持ちもわかります。

でも、そこに反応してしまうと感情的に暗くなり、どんどん重い波動が出てしまうことになります。

現実は、あくまでも「幻想」でしかないのです。

だから、**どんな感情を自分で選ぶか？　ということは、１００％自分次第**だということです。

つまりある一つの物事を見て、それに対して「嬉しいと思うか？」「悲しいと思うか？」は、自分がその感情を選択しているわけです。

忘れてはいけないのは、そもそも、マスクの強制という形で個人の自由を奪うような現実を映し出しているのは、元々の自分の意識の中に「自分は自由を奪われ、誰かに強制される存在である」と決めている価値観を持っているところから、始まっています。

自分の中にあったその価値観によって、映し出されたこの現実に対して、今苦しいと感じているわけです。

つまり、闇側に洗脳された、愛の少ない価値観である**「自分は自由を奪われ、誰かに強制さ**

れる存在である」という「毒」を、今手放せるところに来ているのです。

ですから、眠り込んでいたために、これまで自分では意識ができないくらい深いところにあったその古い価値観を、目覚め始めたことによって理解して、今手放すことができたら、この現実に対してもう「苦しい」という感情を持つ必要はないことがわかります。

なぜなら、「苦しい」と思うのも「嬉しい」と思うのも、自分の選択だからです。

自分の中にある古い価値観を手放すことによって、これからは「新しい現実」を作っていけるのですから、喜びの感情を選んでいいわけです。

喜びの感情は、当然、軽い波動となりますね。そしてその軽い波動で、自分がワクワクできる好きなことに目を向けて、それを探していけばいいのです。

私　……じゃあその女性は、「軽い波動」でマスクをすればいいんですか?

先生　(先生、一瞬、私の質問の意味がわからず)(笑)いえいえ、彼女はもうマスクはしたくないと思ったからこそ、「毒出し」ができるのです。

これで喜んでマスクをしてしまったら、コロナワクチンを打って喜んでいる人と同じですよ!

私　(爆笑)

先生　だから、今の世の中のこういう現状に対して、苦しいという感情を選択するのではなく、**これが自分の中のどういう意識の映しか?**　ということを理解すれば、目の前の現実に持っていかれることがなくなります。

あくまでも、自分の意識の映しであるこの現実は、現実化された時点で過去のものとなります。

人は、その映し出された現実に反応して生きていますが、真実は、自分の中の価値観に基づく意識が感情を伴って、現実を作るのです。

つまり、「意識が先にあっての現実」なのです。

「ソース」の視点でリラックスして楽しむ

私　それでその女性は、マスクをしないという選択ができるのですか⁇

先生　少なくとも、彼女の感情が「喜びの波動」に変わったら、それだけで現実は確実に変わります。

そのためには、自分に起きるどんなことでも、その「自分」を観察する視点を持つ必要があります。それは宇宙の根源「ソース」の視点ですね。それは、すべてが素晴らしいという視点です。

彼女は、何を経験するにせよ、それを面白がり、楽しめばよいのです。

私　えー？「マスクをしてください！」と店員に睨まれて、どう楽しめばいいんですか？？？

（これは、私の問題ですが）

先生　「ソース」の視点からすれば、それもまた、素晴らしい人間の経験なのです。

ですから、例えば睨まれるという経験をしている自分を「観察する」と、どうなると思いますか？

私　……うーん。そうですねえ……（なかなか出てこない……）睨まれた時の、この「ギクッ」とした感じ……まあ確かに、人間じゃないと絶対味わえないこの感覚。うーん「生きてる～」って実感。っていうところですかね？

先生　（笑）それでいいですよ～。

私　これってもう、遊んじゃってますよね？

先生　そうです！　**神は遊ぶことが大好き**なのです。どんどん遊ぶことで、より「ソース」の視点に近づくことができます。

神は遊んでいるだけですから、良い悪いの判断はないですし、したいことをするだけです。

そして、したくないことはしなくて良いのです。

ですから、それを自分に許してあげることです。

私　ああ、なんかこうして笑ったら、気が楽になりました。（ニッコリマーク）

先生　そうです。**「ソース」の視点は、自分自身をいつもリラックスさせ、気を楽にさせる視点**なのです。

なぜなら、いつもそういう状態でいるのが、「神」だからです。

それに対して闇側は、いつも人間に緊張を強いる洗脳をしてきました。この危険だらけの世界に自分は産み落とされ、サバイバルで生きなければならないという洗脳です。

ですから、「ソース」の視点から自分をリラックスさせることは、「霊性」を高めるためには、とても大切なことなのです。

ですから、「毒出し」の時も、この「ソース」の視点が大切です。「毒出し」の時、つまり自分の中の自分で自分を縛っていたネガティブな価値観を手放す時には、ちょっとした痛みや苦しみを感じるものです。

けれども、その時も自分を観察し、自分に聞けば良いのです。その**古い価値観を、自分はそのまま持っていたいのか？　それとも手放したいのか？**　と。

その時に、もし自分が、今はまだ手放すことがこわいと思うのであれば、そのままでもいいのです。

でも、その**古い価値観をもっていることが本当に嫌だと思ったら、今が手放すチャンス**なのです。

そして、その古い価値観を手放したら、自分の波動は、その分確実に軽くなります。

その**軽い波動で、自分のしたいことを探していけば、より良い現実を作っていくことができる**のです。

私　（先生の言葉は、やっぱり神様のお言葉ですね〜）

（リラックス〜♪）

2 ピラミッド社会の奴隷の中で「ノー」という

我慢は眠りを深めることにしかならない

私 それで、このマスクの問題は、今後は少しずつ良くなっていくんでしょうか？

先生 その逆だと思いますよ。

私 えー!?!?!? だって、コロナワクチンを打った人が増えれば、当然、人々のマスクへの意識も薄れていくのではないですか？

先生 それが、そうではないのです。

今のマスクの強制は、もはや眠っている人々のためではなく、むしろ、「今、目覚め始めた人々」のために、強まっていると言っても良いからです。

マスクの強制は、眠っている人々にとっては、さらに、その眠りを深めるものでしかありません。

現に、コロナワクチンを打てば、マスクから解放されると多くの人が思ったにもかかわらず、現実はどうでしょうか？

私　全然、変わっていませんね。

先生　そうです。我慢に我慢を重ねて、この現実が良くなっていくということはありません。

なぜなら、「我慢」という重い感情は、重い波動の現実を作ることにしかならないからです。

「自分が望まないことを我慢して、何かをしなければならない」ということは、闇側の洗脳による、愛の少ない、「エゴの価値観」なので、眠りを深めることにしかならないのです。

そこに気づけるかどうか？　のカギが、今、一番わかりやすいマスクという形で現れています。

私　「我慢」は、「エゴ」なんですか？？？　むしろ、その逆だと思っていましたが。

先生　我慢を美徳のように、洗脳されてきたのです。

なぜなら、闇側は人間のそういう「重い波動」が好きですし、人類を「奴隷」にしておくのに、必要な価値観だったからです。

私　それは、まさに、教育という名の洗脳なのでしょうね。子供にも、「我慢することは良いこと」と教えますからね。

先生　そうですね。ですから、表面的にはそれが「エゴ」であるとはわからないものが、本当にたくさんあるのです。

でも、その価値観が果たして「愛」の多い価値観なのか？　少ない価値観なのか？　を考えれば、それが「エゴ」かどうかは、おのずとわかります。

私　そうすると、確かにマスクの強制によって、「眠っている人々」は、ますます眠っていくことになるんですね。

先生　そうです。初めは、コロナワクチンを打ちさえすれば良くなる、と言っていたのが、そのうち、2度、3度と打たなければならなくなり、さらに今は、1度打ったら生涯打ち続けなければならないと言われた上に、結局マスクが外せないのです。

私　もう、何なんですか⁉⁉⁉　それ。(笑)

目覚め始めた人々が形だけマスクをすることは、「盲従」と変わらない

先生　(笑)そうです。だから今、世の中がそういう方向に目に見えて進んでいることに対して、「今、目覚め始めた人々」が、「それは嫌だ！」と、強く感じることが大切なのです。

マスクは、これまで長い間人類が見えない形で闇側に洗脳されていたネガティブな価値観を、まさに見える形で表しているものなのです。

だから、「今、目覚め始めた人々」は、自分はコロナワクチンを打たないと決めるのが、まず第一段階ですが、そこをクリアしただけでは、まだまだ目覚めたことにはならないのです。

第二段階として、マスクの強制に対してどんな反応をするのか？　が問われます。自分は嫌だと思うことをしない選択を、果たしてできるのかどうか？　ということです。

このように、マスクは、「今、目覚め始めた人々」のために、とてもわかりやすい形で、問いを投げかけているのです。

私　マスクひとつが、こんなに深い意味を持つものだったのですか？

先生　そうです。これも、「宇宙の計らい」ですね。

「今、目覚め始めた人々」にとって、これまでの、闇側の洗脳による「ネガティブな価値観」というものが、どのように自分の中にあるのか？　を知ることはとても重要です。誰にでもあるものですからね。

そのためには、まずはその「ネガティブな価値観」というものがどんなものであるのかを、知る必要があるわけです。

人類にとってその一番大きな「ネガティブな価値観」というのが、どうやら「盲従」ということだったわけですね。

私　「盲従」!!　再び登場ですね！

先生　そうです。マスクは、「たかが」マスクでありながら、でもそれは元々、闇側の意図するものだったので、人々をコントロールする力がとても強く表れています。

マスクは、見てわかりやすいだけに、人々を「盲従」させるのに実に都合良く使われているのです。

つまり、「マスクを強制する」ということは、支配者が、それを命令するだけではなく、奴隷である**「盲従」している人々同士が、互いにマスクを強制し合う**という、まさに、ピラミッド型の社会の構造を示しています。

ですから、ここはとても重要なところなのですが、「今、目覚め始めた人々」が、例えば、**何も言われないように、形だけマスクをしておこうと思ってしていたら、それは「盲従」していることと何ら変わらない**のです。

私　確かに、支配者が決めた価値観によって、奴隷同士がお互いに縛り合う構造というのは、マスク以外にも、人間社会にはよくあることですよね？

先生　そうです。足の引っぱり合いですね。

だから、それに従いたくない人々も、逆に、人の目を気にしたり、同調圧力を感じたりして、従うという我慢を強いられてきたわけです。それが、これまでの人類の「盲従」というネガティブな洗脳の実態です。

ですから、「今、目覚め始めた人々」にとっては、ここからが次の課題です。先ほども言った通り、自分の望まないことを、形だけにせよ我慢してやっていたら、これまでのピラミッド型の社会の構造から出ることはできないのです。

では、ピラミッド型の社会から出るためには、どうすれば良いのでしょうか？

「神だったらどう思うか?」という視点

私　……とにかく、我慢してはいけないんですよね?

先生　そうですね。我慢するというのは、闇側に押し付けられた「愛」の少ない価値観ですからね。

その価値観を手放さないことには、このピラミッド型の社会から出ることはできないのです。

これから、「今、目覚め始めた人々」にとって何より大切になってくることは、自力で「霊性」を高めるということです。

これは、簡単に言ってしまえば、自分の力で「神である、本当の自分」に戻るということですから、いつでも「神だったらどう思うか?」という視点から自分を見ることです。

そうしたら、マスクを強制されることは「したくない」「嫌だ!」と思っていいのです。

そして、コロナワクチンにしろ、マスクにしろ、**「自分の体の自由を奪われることは、嫌だ!」**と、今こそ思う時なのです。

その決意から、「今、目覚め始めた人々」の「毒出し」が、始まります。

ラクをして形だけ従っているという状態では、「毒出し」はできないのです。

私　でも、周りの人々がみな、ピラミッド型の社会の奴隷達という中で、自分だけが、「ノー」

というのは、相当な覚悟が要りますね……。

先生　その通りです！　まさに、**これまで人類ができなかったことをしようとしているのが、「今、目覚め始めた人々」**なのです！

本当に、これまで人類は深く深く眠り込み、洗脳の毒が一体どんなものなのか？　そしてどこにあるのか？　はもちろんのこと、自分が毒されていることすらもわからずに来たのです。でも今となっては、全てが明るみになり、例えば、マスクの強制というものがどんな意味を持っていて、人々をどこに持っていこうとするのか？　これほど、あからさまでわかりやすいことはないと思います。

私がなぜ、今が「毒出し」のできるチャンスだと言うのかと言えば、今初めてそれが可能になったからです。

なぜ可能になったかというと、これまで散々人類を支配し続けてきた闇側の存在というものが、すでにこの地球から去っていったからです。

それによって、牢獄の扉は開かれました。ところがそれにもかかわらず、そこから人類はなかなか出ようとしないのです。なぜだと思いますか？

問題の多い現実は、「愛」の少ない価値観から来る「意識」の映し

私　……眠っているから、ですか？

先生　それはそうなんですが、問題は、**人々の意識の中に「闇の支配構造」がいまだにそのまま残っている**、ということです。

というのも、闇側の人類支配とコントロールというのは、常に人間自身が、自分で自分を縛るように仕向ける、という方法を取ってきたからです。

要するに、闇側からすれば、人間達は自分から好きでそうしているというのが、ずっと彼らの言い分でした。

ですからもう後は、**自分自身の意識の中にある「縛りの価値観」を外すだけ**で良いのです。

でも、目に見えない「意識」というものに対する人間の理解が余りにも足りないため、そのコントロール方法もわからず、「縛りの価値観」を外すことができないでいるのです。

私　じゃあやっぱり、人の心の闇は自分で作っているということなんですよね？

先生　まあ、そういうことになりますね。

でも、だからこそ、**全ての物事は「自分で」変えることが可能**なのです。そのためには、人のせい、外のせいにして、自分のその力を人に外に預けないことです。目の前のできごとの一つ一つを、人のせい、外のせいにしてしまうと、そういう現実を作っている自分の意識の中の価値観を見ることができません。

問題の多い現実は、必ず、自分の中の「愛」の量の少ない価値観から来る「意識」の映しなのだということを理解していれば、その価値観を「愛」の量の多いものに変えるだけで、現実は変わります。

私　なるほど、そうなんですね。

それでは、先ほどの話の、マスクの問題を考えてみると……今、ますます締め付けが厳しくなっているマスクの強制という問題の多い現実ですが……それは、誰かのせい、外のせいということではなく……先生によれば、それは、現実を映し出している自分の意識の中の価値観、から来るものなんですよね？

だから、「盲従」という自分の中の古い価値観を見て、それを手放すチャンスであり、それが「毒出し」なんですよね？

不自由な場所からほんの一歩でも出る勇気を持つ

先生　そうです。そして、さらに私が言いたいのは、今のマスクの状況は、まさに「今、目覚め始めた人々」の「さらなる目覚めを促す」ものだということです。

これは、ワクチンを打たないことを決断できた人々のための、次なる課題なのです。

ですから、「マスクをしないこと」「マスクを外すこと」を自分はいかに怖がっているか？　というところから、見て下さい。

そして、今までの、**居心地の良いけれども、不自由で不都合の多い場所から、ほんの一歩でも出る勇気を持つ**ことです。

本当に、まずは自分のできる範囲で、ほんの小さな一歩で良いのです。

すべてを一遍に変えようとすることには無理があり、苦しさを感じることになってしまいます。

たとえ、ほんの小さな一歩かもしれませんが、その成功の喜びを心から感じることができれば、また、次なる勇気が湧いてくるものです。

そして、うまくいかなかった時も、それはそれで「完全」なのです。

どこまでも自分に寄り添う、**宇宙の根源「ソース」の視点を持ち、優しい気持ちで自分を励ます**ことが大切です。

私　今のお言葉を聞けば、「今、目覚め始めた人々」は、絶対、その先に行くことができますよね！！！

先生　できます！　もう世界線は確定していますから。

私　（お陰様で、明るい気持ちになれました）

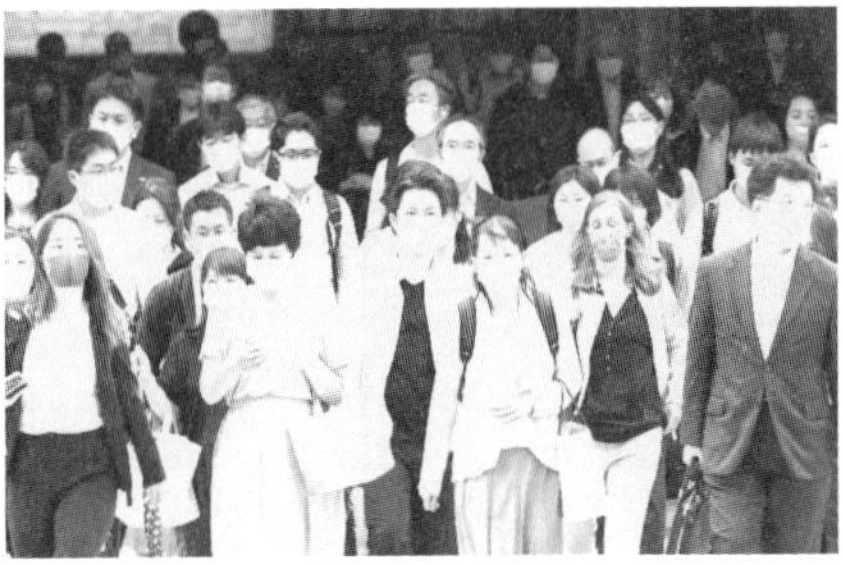

3 「盲従」に対してどれくらいはっきりと意志を示すか

同時並行世界を移動しながら現実を創造

先生 世界線は確定しているからこそ、今一番お伝えしたいことは、多くの人類の中でも、ごくわずかとはいえ、「今、目覚め始めた人々」は決して一人ではない、ということです。これまで、そのほとんどの人は、少数なので、孤独を感じてきたかもしれません。けれども、「眠り続ける人」と、「目覚める人」に世界線が分かれていくということは、これからは「目覚める人」同士のつながりが、より顕著になってくるということです。

ここのところのお話を、ぜひさせて頂きたいと思っています。

私 「眠り続ける人」と、「目覚める人」に世界線が分かれれば、マスクの問題も解決しますね?

先生 それが、そう簡単にはいきません。

なぜなら、そういう結果に至るまでのプロセスというものが、必要になってくるからです。

つまり、「世界線」が分かれるということは、誰かがやってくれることでもないですし、自然とそうなるということでもありません。

あくまでも、自分が道を切り開かなければならないのです。

私　「世界線」は、どうやって分かれるのですか？

先生　「世界線」が分かれると言いますが、そもそも人は、それぞれこの瞬間瞬間ごとに、同時並行世界を移動しながら、この現実世界を創造しています。

私　？？？　「同時並行世界を移動する」というのが、よくわからないのですが⁇

先生　そうですね。ちょっと、わかりにくいかもしれませんね……。

でも、ここはとても大切なところなので、少し詳しくお話ししたいと思います。

そもそも「この現実」は、自分の意識が感情を伴って「映し出したもの」だと以前お話ししました。そしてその意識というのは、自分の中にある「価値観」に基づいた波動を常に発しています。

つまりそれが「愛」の多い価値観であれば、軽くて高い波動を発していますし、それが「愛」の少ない価値観であればあるほど、重くて低い波動を発することになります。

そして宇宙は「波動のエネルギー」なので、人は、その自分の発する波動に見合った現実を、この世界に映し出すことになるのです。人はそうやって「現実」を創造しています。

少し、難しいでしょうか？

私　以前先生は、それを電波の発信と受信というたとえで、説明されていましたよね？　つまり、自分がどのチャンネルに合わせてどの番組を見るか？　と同じように、自分がどんな周波数に合わせるか？　によって、受信する自分の見る現実の番組が変わってくるというような……。

先生　あ、その通りですね。ただ、その宇宙のチャンネルというのは、下から上まで無限に段階があり、それに見合った番組も、下から上まで無限にあるということです。

つまり、同時並行世界が無限に存在しているわけです。

だから**現実の創造というのは、無限にある同時並行世界の中から常に、自分が選んでいる**ということです。

私　えーーーー？？？　現実って、自分が選んでいるだけなんですか？　「創造」っていうから、自分で作り出しているものなのだと思っていましたが。

その価値観が発する波動に合った現実を「自動」で選ぶ

先生　それでも、自分で作り出していることには変わりありません。

そして「選んでいる」といっても、それは「自動」なのです。

私　えーーーー？？？　また、「自動」って何ですか？？？　ますます、わからなくなりました！！！

先生　まあ、このような文脈で「自動」という言葉は、あまり聞き慣れないですよね？

ほかにふさわしい言葉がないので、私も使っていますが、意味は、文字通り「自動」なのです。

これにはまず、人の本質は「宇宙そのもの」であり、「神」であるという理解が必要です。

つまり、**「神」だからこそ人は、「自分の発した波動に見合った現実」を「自動」で選んでいる**わけです。もっと言えば、「神」は元々、想像によって創造する存在だから、そうなのだとも言えます。

つまり、「神」は意図して物事を創造する存在です。

それが人間の場合、その「意図」に当たるのが、自分の意識の中の、「深い所で決めている価値観」です。そして、**その価値観が発している波動によって、「自動」で「同じ波動の現実」を選んでいる**、ということなのです。

例えば、私が車を運転して、ある目的地に行こうとするとします。まずこれだけでも「無限の可能性」の現実があることは、わかりますよね？

「とてもスムーズに、予定の時間より早く到着するという現実」もあれば、その逆に「渋滞に引っかかり、到着が大幅に遅れるという現実」もあるでしょうし、また、そのどちらでもなく、

「ごく普通に到着するという現実」も、もちろんあります。

はたまた、「交通事故に遭う現実」もあるかもしれません。

このように、人が、どういう現実を経験するかは、それこそ「無限の可能性」の中で、それを「自動」で選んでいるのです。

つまり、スムーズに行きたいと思っても、実際は渋滞に巻き込まれたり、いつもは安全運転しているつもりでも、思わぬ事故を起こしたりというのは、「自動」でそうなるということです。

私　では「自動」というのは、本人の意志に関係なく起こるということですか？

先生　「表面的な意識」には関係なく、ということですね。

つまり、自分の意識の「深い所の価値観から発している波動」に見合った現実を、「自動」で選んでいるということです。

ですから、人は何かトラブルが起きた時、「あの時、ああしなければ良かったのに」とか、「こうすれば良かった」と後悔しますが、後悔すること自体、本当は「無駄」なことなのです。

なぜなら、自分の意識の「深い所で決めている価値観」を変えない限り、そのトラブルに見合った波動が発せられていたことが原因で、それは「自動」で起きたことなので、トラブルを回避することはできなかったからです。

「自動」こそが「宇宙の唯一の法則」

私　何かこの「自動」というのは、これまで私は聞いたことがありませんでしたが、すごいキーワードのような気がしますね。

先生　ジョイさんは勘がいいですよ！　その通りなのです。実は、この「自動」こそが、この宇宙唯一の「法則」なのです。

私　えっ!!　それが「宇宙唯一の法則」なのですか!?!?!?

でも、「宇宙の～～の法則」って、色々ありますよね？

例えば「輪廻転生の法則」とか「因果の法則」とか、良く聞く「引き寄せの法則」とかあるので、宇宙には、色々な法則があるだと思っていました。

先生　「宇宙の真実」は、本当はとてもシンプルなのです。

なぜなら、**宇宙は「愛そのもの」である、ということに尽きる**からです。

ですから、色々な法則があるといっても、宇宙を部分的にある側面から見て、「～～の法則」と言っているに過ぎません。

だから、本当は「一なる法則」しかありません。

そしてその意味は、**「宇宙そのものである神が、『意図する』ことによって、宇宙の全てが**

『自動』で働き、創造する」ということなのです。

私　では、例えば「輪廻転生の法則」はないということですか？　そんなことはないですよね⁉⁉⁉

先生　もちろん、「輪廻転生」自体はあります。でもそれは「宇宙の法則」というわけではない、ということです。

私　どうして「宇宙の法則」ではないのですか？

先生　それは、これまで人類が闇側の支配下にあり、死んで魂が体を出ても地球を出ることが許されなかったからです。

それにより、人類は死んでは生まれ変わり、死んでは生まれ変わりを繰り返さざるをえませんでした。

その部分だけを見て、「輪廻転生の法則」があると言われてきましたが、宇宙には、そもそもそんな法則は存在しないのです。

私　そうだったのですね？　そもそも「輪廻転生」とは、闇側によって作られたものだったのですね？

先生　いいえ、「輪廻転生」のシステムを、別に闇側が作ったということではありません。元々、生まれ変わること自体は、魂の自由だからです。本来は、生まれ変わることも生まれ変わらないことも、自由意志で選択できました。

ところが闇側は人類を奴隷にしたかったので、魂を地球に閉じ込め、牢獄の星にしてしまったのです。これが「輪廻転生」の実情です。

私　なるほど、そうだったのですね。

それでは、「引き寄せの法則」というのはどうなのですか？

先生　「引き寄せの法則」も、「一なる法則」によって起きてくる事柄の、一部分を指しているに過ぎません。

つまり、「引き寄せの法則」と言った場合、普通は「引き寄せたいものを、引き寄せる方法」という意味で使われると思いますが、人は誰でも、法則を知っていようが知っていまいが、「一なる法則」により、常に全てを、実際引き寄せています。

なぜなら本人は、表面意識で望むことが実現していないと思っていても、実際は、本人の深い意識で望んでいることが実現しているというのが、真実だからです。

これは、「一なる法則」を深く理解することによって、「引き寄せの法則」はその一部分を言っているに過ぎないことが、わかると思います。

目覚め始めた人々が「自動」の法則を理解する所にきた

私　それでは全ては、結局、「一なる法則」に含まれると考えて良いわけですね？

先生　そうです。意味は「自動」ということですが、それをどんな名前で呼ぼうと、この宇宙の唯一の法則です。

ですから、人間だけでなくあらゆる宇宙存在は、全てこの「一なる法則」に則らざるをえません。

それほど、宇宙にとって基本であり、唯一のかつ絶対の法則なのですが、これまで人類は、この「一なる法則」を全く知らないで来たのです。

これは、「神」が「想像」によって「創造」することの基本原理に当たるものです。にもかかわらず、それを全く人類が知らないで来たのは、完全に闇側の洗脳支配のためです。つまり人類は、どこまでも自分が「神」であることを忘れ、ひたすら眠り込む方向に持っていかれた結果なのです。

ということは、逆に言えば、その唯一の法則である宇宙の「自動」の意味を知らずに、人類が目覚めるということはありえません。

今こそ、「目覚め始めた人々」は、この「一なる法則」を理解し、この宇宙の全ての存在がそうであるように、完全にこの法則に則っていることを、理解して生きる必要があるのです。

かなり説明が長くなってしまいましたが、私が先程言った通り、「今、目覚め始めた人々」は、これまで「分離」という孤独をずっと、感じてきたかもしれません。

けれども、そもそも「分離」も「幻想」なのです。

そして、地球の次元上昇に伴い、世界線が分かれるということの事柄にも、唯一の法則である宇宙の「自動」が、全てに働いています。

今、この時、**宇宙のあらゆる存在を巻き込んで、地球の次元上昇の実現ということに向かって、「自動」が働いている**ということです。

そしてその中に、宇宙の必然として、「今、目覚め始めた人々」の存在があるわけです。

つまり、人類のごく一部の人々である「今、目覚め始めた人々」が、今、この時、完全に「一なる法則」である「自動」に則って生きていることを理解できる所にちょうど来た、ということです。

そして、大事なのは、その理解が「今、目覚め始めた人々」同士の波動的な共鳴現象につながっていくということです。

しかしそれは、どこから生まれてくるのでしょうか？

マスクの話から、一見それたように思われたかもしれませんが、実は、マスクを外すということがカギになっています。

「今、目覚め始めた人々」のための、進むべき道がそこに示されているのです。

それは、マスクを強制されることを、「どう思うのか？」「どう感じるのか？」「どうしたいのか？」というところから始まり、**これまでの人類の「盲従」に対して、どれくらいはっきりと、自分の新たな意志を示すことができるか？**という、「マスクを外す」ことが宇宙の問いになっている、ということです。

「マスクを外す」ということから始まる、「今、目覚め始めた人々」の波動的な共鳴現象は、それを切望するところから、生まれます。

もはや、「盲従」はしたくないという、「今、目覚め始めた人々」の熱い思いを、波動的に共有することによって、宇宙の「自動」に則り、**「今、目覚め始めた人々」が、人類の次の段階の目覚めへと進む**ことができるということです。

私　先生の、「今、目覚め始めた人々」に向けた熱いメッセージですね！！！！！　私も、胸が熱くなる思いです。

（最後は圧倒され、言葉を挟むことができませんでした……）

第10章
宇宙の「自動」の法則

1　宇宙から問われているのは「自分はどうしたいか？」

「マスクを外す」から「一なる法則」へ

前章で初めて出てきた、「宇宙唯一の法則」だという「自動」ですが、私は、その深遠なる意味を理解してまとめるのに、とても時間がかかってしまいました。

「自動」という余りにもシンプルな言葉と、しかしそれがこの宇宙全てを司っている「絶対の法則」であるということのギャップに、まず驚かされます。

そしてあらゆる宇宙存在が、全てこの「一なる法則」に則っているにもかかわらず、人類はそれを全く理解していなかったという点は、とても重要なことだと思いました。

先生は、「今、目覚め始めた人々」がそれを理解する時が来たと言われましたが、それが何と「マスクを外す」ことの延長線上にあると言うのです。

ここのところの理解をどう進めていけば良いのか、また行き詰まってしまいました。（笑）

以下の会話は、先生にその助けを求めた時のものです。

波動のエネルギーから全てはできている

私　この、「一なる法則」である宇宙の「自動」というものが、何やらすごい響きとして私の中にも入ってきたのですが、そんな重要なことを人類が全く知らないで来たのは、本当になぜなのでしょう？？？

先生　そうですね。それは、闇側に洗脳されてきたからということですが、そもそも人間は、あくまでも「見える物事が全て」であり、「見えないものはないもの」という考え方を前提としています。

でも、真実がその逆であることは、以前お話しした通りです。

それは闇側が、宇宙の真実を、人類が知ることのないようにしてきた結果です。

「見えないものはないもの」と言っている限り、宇宙は「波動のエネルギー」であることを理解することはできません。

私　「波動のエネルギー」とは、どういうことなのでしょうか？

先生　私は、**宇宙は「愛そのもの」**であると何度も言っていますが、**宇宙はその「愛」のエネルギーが、ぎゅうぎゅうに充満している状態**なのですね。

簡単に言えば、その「愛」が波動を持っていて、宇宙に満ちているエネルギーということです。「宇宙の原物質」という言い方もあります。

私　「原物質」というからには、全てのものがそれでできている、と言えるのですか？

先生　そうです。目に見えるあらゆるものも、元をただせば、その「原物質」でできています。人間の体もそうですし、目の前にあるテーブルや椅子も全てそうです。

私　なるほど、先生が前にも言われた通り、それが、極小の光の粒でできているというやつですね？

先生　そうですね。でも、それは単に、物質を形作る構成要素というだけではなく、その光の粒は、波という性質も持っていることを、忘れてはなりません。

私　波という性質があるということは、どういうことなのでしょうか？

先生　波ということは、電波と同じように、色々な情報をそこに乗せることができます。波形にも、色々な形のパターンがありますよね？　つまり、「愛」の多い波形だったり、「愛」の少ない波形だったりします。

私　全く目には見えないその「波動のエネルギー」から、全てのものができているわけですね？

先生　そうです。ですから、この目の前のテーブル一つとっても、このテーブル特有の波動を持っていますし、椅子もそう、全てのものがそうです。

だから、あらゆるものは、それ固有の波動を持っているのです。

私　はあ、量子力学の分野のお話ですね？

私の本質は「宇宙そのもの」であり「神」である

先生　そうですね。でも、ここから先は、まだ量子力学でも説明できない話になります。

それは、全てのものが「波動のエネルギー」であるということは、逆に言うと、**この宇宙全てに充満している「愛」のエネルギーは、何にでもなれる**ということです。

私　なるほど。全てのものは、その「愛」のエネルギーの結果の形なのですね？

先生　その通りです。では、その「愛」のエネルギーが何になるかを決めているのは、誰だと思いますか？

私　さあ……？　それは、どっかの「神様」……ではなく、「私」ということなのですか？

先生　ジョイさんが今言われた、その「私」という存在こそが、「宇宙そのもの」であり、「神」なのです。

つまり、それは、全く純粋な「私」であり、肉体もなく、名前や住所もない「私」です。

私　え？　確認ですが、（笑）それは、ジョイさんの「私」ではない、ということですね？

先生　そうです。**この宇宙の中で、ただ自分という存在を自覚している意識、**みたいなものです。

私　はあ……。

先生　その「私」は、人間の体に入って、ジョイさんという名前を持ったわけです。

私　あ！　それは、前にお聞きした「大海」とその「一滴」の話につながりますね？

先生　そうです。大宇宙の中で、自分というものの存在に気づいている「私」は、「ワンネス」という名の「大海」から飛び出した「一滴」のようなものです。

私　その「私」が、ジョイさんという体に入ったということは、まさにジョイさんである**私の本質というのは「宇宙そのもの」であり、「神」である**ということなんですねえ……。

先生　そうです。それ以外、ないのです。

　ですから、人はまぎれもなく、全ての人が「神」なのです。

　それは、宇宙の根源的な意識である魂の存在という意味です。

　ここまでのところが理解できていれば、人は、自分が「神」であるという意識が眠っていても、「神」であることの性質は変わらない、ということがわかりますよね？

神が意図することで全てが「自動」で働く

私　「神」の性質とは、何ですか？？？

先生　それが、**「想像によって、創造する」**存在だということです。

そしてそれは、まさに**「波動のエネルギー」で全てがなされる、**ということなのです。

私　つまり、人間は眠っていて、自分が「神」であることに気づいていなくても、その力が働くということなのですね？

先生　そうです。人は「神」なので、その「神」の持つ性質は変わらないのです。

つまり、人は「波動のエネルギー」ですべてをなしているにもかかわらず、そのことが全く理解できていないので、その「波動のエネルギー」をコントロールすることもできず、自分が本当の意味で望む現実を作ることができないでいるのです。

私　確かに、「自分の意識の深い部分」というのは、自分でもわからないことが多いわけですし、そのわからないところから現実を作っているとすれば、それは全くコントロールできないことになりますね。

自分の「波動のエネルギー」が何を作り出しているかわからないということは、そういうことですよね？

先生　その通りですね。人の意識は「神」の意識と深い部分でつながっているので、その「波動のエネルギー」で、あらゆる物事を成し遂げることができるのですが、「波動のエネルギー」に対する理解がないと、とても不自由な状態で生きることになってしまいます。

例えば、人間の体という乗り物に乗ったところで、行きたい所にも思うように行けず、まっすぐ走りたいのにそれもできない、といった感じですね。

私　それは結局、人間は眠り込んだせいで、自分が「神」であることを忘れたことが原因なんですね？

そして、この世界が全て目には見えない「波動のエネルギー」で成り立っていることが理解できないせいで、それをコントロールすることもできない、ということなのですね？

先生　そうなのです。その「波動のエネルギー」をどうコントロールするか？　という点で一番大切なのが、「一なる法則」だということです。

もう一度言いますが、「一なる法則」とは、宇宙の「自動」の法則ともいうべきものです。

それは、**「宇宙そのものである『神』が『意図する』ことによって、宇宙の全てが『自動』で働き、創造がなされる」**ということです。

それを人間のレベルの言葉に置き換えれば、自分の意識の「深い所で決めている価値観」は、その価値観の持つ波動を発することになりますが、それは「神が意図する」ことと同じことです。

そして、その**波動に見合った現実は「自動」で選ばれ、その現実を作る**ことになる、ということです。

そしてその**「自動」が働く際は、宇宙の全てを巻き込んで、その現実化をする**ということです。

自分の意識を「神の意図」にまで高める

私　自分の思いが現実化する時は、この「一なる法則」によって、宇宙の全てを巻き込んでいるということなのですね？

先生　そうです。ですから、人はよく思いもかけない形で、その現実化を経験することがありますよね？

私　ああ、例えばシンクロニシティというのも、宇宙の「自動」が働いているということなのですね？

先生　そうですね。人が、「神が意図する」ことと同じように、**自分の深い意識の所から何らかの波動を発した時、宇宙は、その全てを巻き込んでそれを現実化しようとする**ので、奇跡としか思えないような偶然の一致が起こったりもします。

宇宙は、「神の意図」に対し、それと「波動的に」全く同じものを現実化します。宇宙は常に、そういう働きをし続けているのです。

私　それでは、「引き寄せの法則」というのも、この宇宙の「自動」の仕組みに則った上でのことなのですね？

先生　そうです。ですから、「引き寄せの法則」などとわざわざ言わなくても、すでに人は、常に途切れることなく、自分の現実を「自動」で選んで作り続けているわけです。

私　だから、どういう「自動」を選ぶかが、カギですよね！！！

先生　そうです。「波動のエネルギー」を理解すれば、その「自動」をコントロールすることができます。

私　それは、「自動」をコントロールして、良い現実を作るということですね？

先生　そうです。でも、「自動」をコントロールすると言っても、その「自動」を止めるとか、それ自体を変えることは、誰もできません。

でも、**「良い想像によって良い創造をする」**ことは、いくらでもできます。

それが**「『自動』をコントロールする」**ということなのです。

私　ああ……「自動」の意味が、やっと、何となく、わかってきましたよ！　それは、色々なことにつながってくるということが、理解できました。（……ホントか⁉）

先生　そうですか？「マスクを外す」ということから始まった話ですが、では、そのつながりもおわかりでしょうか？

私　（笑）……まあ、それも、「自動」で起こっているということなのですよね？

先生　そうです。**「自動」の仕組みが完全に理解できれば、それは「神」とつながったことになる**ので、「不可能」ということはなくなります。

問題は、**自分の意識を「神の意図」にまで高める**必要がある、ということです。

その**「神の意図」とは、全く純粋の「波動のエネルギー」を発するということ**です。

純粋な「波動のエネルギー」とは、そこに「エゴ的な価値観」がないということですね。

つまりそれは、「恐れ」や「不安」「心配」といった、ネガティブな価値観のことです。そして、「自分は何を望むのか？」「自分は何をしたいのか？」という「明確な」かつ「熱い」思いを持つことなのです。

これはとても重要です。なぜなら、**「本気になる」ことが大事**だからです。「マスクを外す」ということに「本気になる」必要があるのです。そうしないと、その思いは「神の意図」にまで波動を高めることができないからです。

でも逆に、その**思いを「神の意図」にまで高める**ことができれば、現実は「波動のエネルギー」によって「自動」で作られるので、**「神の意図」が明確でありさえすれば、それだけで確実に、そういう現実を「自動」で作る**ことができるのです。

つまり、**宇宙から問われているのは、「自分はどうしたいのか？」ということだけ**です。

これほどシンプルで重要な問いは他にないのですが、これまで人類は、それを自分に真剣に問うことを忘れ去ってしまいました。

それは「外の物事に対して、自分はどう反応するか？」という「エゴ的な価値観」の中で、誰もが忙しく生きてきたからです。

「自分が望むことよりも外の都合を優先しなければ、生き延びていけない」という価値観を、人は子供の頃から植え付けられてきたからです。

その結果が「盲従」です。しかも自分が「盲従」していることに気づくこともなく、これまで来たことが、今この時期にやっと明るみになったのです。

「ワクチンを打ってしまう」ことも、「マスクの強制に従ってしまう」ことも、その「盲従」の結果なのです。

「マスクの強制に従わない」ことは、宇宙の「自動」からきた課題

ですから「今、目覚め始めた人々」は、「ワクチンを打たない」という選択をする課題をクリアーしたら、次なる課題は、「マスクの強制に従わない」という選択をできるかどうか？ということになるのです。

そしてこれは、この課題に本気で取り組もうとする、「今、目覚め始めた人々」が増えれば増えるほど、「世界線」が確実に変わっていきます。

なぜならこのことは、まさに地球が次元上昇するという意図の元、それによって起きている宇宙の「自動」から来た課題だからです。

ですから、「今、目覚め始めた人々」は、この宇宙の「自動」の中で、完璧にうまくやってきて今に至っている、ということを喜んでいいのです。

宇宙の「自動」は常に完璧であり、完全です。ですから全ては必然で、ここまで来られたのです。

「今、目覚め始めた人々」は、このことを理解して、どんなことがあっても自分を責めることなく、安心して頂きたいと思います。

私　わあー！！！　ありがとうございます！

（もう、一言一言がすご過ぎて、私はまた、あいづち一つ打てませんでした……）

（でも、自分がここまで来たことも、全て完璧だったとは、何とありがたいことか……感謝）

2　コロナは目覚めのための宇宙の「自動」

光が勝つことを今か今かと待つ「目覚め始めた人々」

私　もう私は、これを「宇宙の『自動』の法則」!!　と命名してしまいますが、先生、いいですよね、それで!?

先生　まあ、そういう名前をつけても普通は、宇宙の法則がまた一つ増えた、くらいにしか思わないでしょうね。（笑）

だから私も、名前をどうつけるか？　よりも、その中身が「どういうことであるか？」を、それはもう「当たり前だ」と思う位に理解することの方が大事だ、と言いたいですね。

私　でも先生、今起きているコロナワクチンやマスクのことが、ここまでつながる話だと理解できる人って、果たしているのでしょうか？

私も、最近はテレビを見ることもないので、毎日、どんなニュースが流れているのか、詳しくは知りません。でもネットでは、スピリチュアルリーダーと呼ばれる人や、人気ブロガーがワクチンのことをどういっているかに、いまだに人々の注目が集まるんですよ。

そして、彼らが言っているのは、あくまでも、今、光と闇の戦いが起きていて、まだまだ闇の悪事が次から次へと続いている、ということなんです。

そして人々は、いつになったら光がついに勝ち、この世界が全て良くなるということが起きるのか？　ということを、今か今かと期待して待っている状態なのです。

先生が言われる「今、目覚め始めた人々」というのは、恐らく、皆そういうところにいるのが現状だと思います。

「宇宙はこう来たか！」と思わせる、鮮やかな宇宙の「自動」

先生　そうですね。でも、完全に眠っていた人類の中で、一部の人々がそこまで目覚め始めただけでも、本当はすごいことなのです。

宇宙からしたら、それまで地球は全くの牢獄の星で、完全に打ち捨てられていたような状態だったのです。

そこから、一体どうやって地球という星が「次元上昇」を遂げるのかは、宇宙中の注目の的でした。

それは、この前代未聞の大イベントに、宇宙の全ての存在は無関係ではいられないからです。

なぜなら、宇宙は「ワンネス」であり、全てが自分の一部分だからです。

例えば、人間の体で言えば、足のつま先のほんの一部分であってもそこを怪我すれば、体全体で痛みを感じるのと同じです。

つまり、自分の体であれば、どこの部分をとっても関係ないと言えないのと一緒なのです。

全体で一つである「ワンネス」とはそういう意味です。

ですから、地球意識が5次元に「次元上昇」する、と意図した時、そこから宇宙全体を巻き込んで「自動」が起こりました。

宇宙の「自動」とは、「神」が意図すると、その意図したことの実現のために、宇宙全体が全てを使って働くということです。そして、それは常に完璧であり、完全な形で現実化します。

ですから、今回の**地球の「次元上昇」も、こうした宇宙の「自動」が、完璧に起きている**ということです。

これまで長きにわたり、地球という牢獄の星の中に閉じ込められ、完全に眠っている人類を目覚めさせるためにどうすればよいのか？　という一見不可能とも思える難しい問題に対して、今このような形で、宇宙は答えを見せてくれているのです。

まさにそれは、「宇宙はこう来たか！」と思わせる、余りにも鮮やかなその手さばきに、私はずっと感動しています。

確かにそれは、光と闇との戦いでしたが、闇側の思惑が最高潮まで極まった時、光側は完全に、その闇側の計画を逆手に取ったのです。

つまりそれは、コロナやコロナワクチンのことですが、今、現実に起きていることは、すでに闇側の勢力が去り、人類を支配する者がいなくなったにもかかわらず、起きていることなのです。

「盲従」という人類の「エゴの価値観」が現実を生んでいる

ではなぜ、人類を支配する者がいなくなったにもかかわらず、それがまるで続いているかのような現実なのか？　ということですが、それは人類の意識の中に、闇側の支配構造がそのまま続いているからなのです。

つまりそれこそが、「眠っている状態」なのです。

これまでも闇側の支配は、彼らが見える形で姿を現し、人類を直接支配するという方法は取りませんでした。

そうではなく、常に人間自身に「自分で自分を縛るような思考」を子供の頃から植え付け、洗脳し続けてきたのです。

それを、人間は自分で「恐れ」や、「不安」というネガティブな感情と共に、無意識のうちにそのような現実を作ってきました。

ですから、「自分で自分を縛るような思考」というのは『エゴの価値観」であり、その「エゴの価値観」は、ネガティブな感情と共に、望まない現実を作ってしまいます。

今社会で起きていることは、まさに人々のこれまでの「エゴの価値観」の現れであり、それが現実になっているということです。

つまりそれは、そもそも、**新型コロナウイルスなどというものは存在しえないにもかかわらず、支配者の言うことを鵜呑みにする「盲従」という「エゴの価値観」によって、人々は「恐怖」を受け入れ、信じている**ということです。

そして闇側の一番の目的であったコロナワクチンというものに対しても、やはり、そのコロナに対する恐怖心から、支配者の言うことを鵜呑みにしてしまっているのです。

すべては、眠り込んだ人間の「エゴの価値観」が元になっているので、こうなると、もはやまともな理屈は通らなくなります。

そもそも、周りにコロナで人がバタバタ倒れていくような状況が全くないにもかかわらず、言われるがままに、自ら進んでコロナワクチンを打つことは、何のためにそれを打つのかさえ、わからなくなっているわけです。

あげくには、ワクチンを打って死ぬのはいいけれど、コロナでだけは死にたくない、とまで言い出す人が現れるのです。

開発に何年もかかるのが当たり前のワクチンを、たった1年かそこらで打つというのは、どうなのだろう？　というような、ごく普通の思考さえできなくなっているのです。

しかし、人類がここまで深く眠り込んでいるのには、それ相応の理由があることで、宇宙から見たら、そこに「善悪」はありません。

いつも「全てが素晴らしい」というのが、宇宙だからです。

ですから、この宇宙の「自動」から起こることは、必ず「全てが素晴らしい」ということになります。

「今、目覚め始めた人々」にさらなる目覚めを促す宇宙の「自動」

人類が、これほど深く眠り込んでいることに対して、宇宙は決して放っておいているわけではありません。それどころか、万全の策を講じて今があるのです。

その要となるのは、「今、目覚め始めた人々」が、より目覚めるためのきっかけです。

その意味で、**コロナは、「今、目覚め始めた人々」に、さらなる目覚めを促す宇宙の「自動」が起きているということ**になるのです。

そして私は、今、ジョイさんのブログの記事を通して、私の言葉を、「今、目覚め始めた人々」に届けようとしていますが、私の言葉は、実は私の言葉ではなく、いわば、私の中の

「金庫」の中の言葉です。

その中身に触れることができるのは、ごく一部の「今、目覚め始めた人々」かもしれませんが、その人々にとっては、これは、初めから約束されていたことなのです。

宇宙の深遠なる「自動」の働きによって、奇跡のような、それでいて完璧な道をそれぞれがたどり、ここまで行き着いた魂達は、今やっと「波動的に」集結する時を迎えたということです。

「今、目覚め始めた人々」がこれほど早く目覚めたことには理由があることだと、前にもお話ししましたが、たとえ数十人、あるいは数百人の人々でも、**自分が孤独でないことを知り、「自分に力を取り戻す」きっかけを、宇宙の「自動」はちゃんと用意していた**ということです。

それが、この「金庫の中身」です。

わけあって、この時に「波動的に」集結したその魂達は、地球の「次元上昇」の成功のカギを握る、まさに天使達なのです。

私の言葉を通して、この「金庫の中身」に触れることのできた「今、目覚め始めた人々」は、これから「本当の自分」につながる道へと、どんどん進んでいくことになります。

ですから、**一見まだまだ、バラバラなように見える「今、目覚め始めた人々」ですが、この人々の意識が、「神の意図」にまで高められれば、「宇宙の『自動』の法則」などという言葉をたとえ知らなくとも、地球の「次元上昇」は完全に成就し、人類は、新しい地球に生きるとい**

う現実を作ることができます。

つまり、宇宙の「自動」の理解を共有することができるのです。

私　……はあ、そうなんですね。つまり、一言で言えば、全ては、大宇宙の「自動」の中にあるので、……なるほど、「全ては素晴らしい」のですね。（はしょり過ぎましたね。笑）

「自分は支配される存在だ」という「エゴの価値観」が恐れを生む

先生　（笑）続けてお話ししてしまいましたが、ジョイさんは、途中で、少し何か言いたそうでしたね。それは何だったのですか？

私　あ、そうそう、質問なんですが、「今、目覚め始めた人々」は、宇宙の「自動」を起こすためにも、自分の意識の中の闇の支配構造を変えるために、本気で「マスクを外す」という現実に立ち向かう必要がある、というお話でしたよね？

でも、実際には、闇の支配者がいないとはいえ、人類誰もが抱えている、「支配に対する恐怖」に立ち向かうというのは、どうすればいいのか？　ということなのです。

先生　そもそも、「恐怖」とは「幻想」であるというのは、わかりますか？

私　いや、わかりませんね。

先生　（笑）これは、人間として、眠り込んでいる時にしか味わえない感情なのです。眠っている間は、その恐れの感情はとてもリアルに感じますが、この宇宙に「実在」するものではありません。

私　実在するものではないと言われても、とてもリアルとしか、やっぱり思えません。

先生　でもそれは、人間として、肉体をもっていることによるところが大きいと思いますよね？

私　それはそうだと思います。

先生　エゴの意識は、そうやって「自分の体だけが自分だ」と思い込むところから始まるのです。

そして、「目に見えること」を「見える通り」にしか、理解できなくなるわけです。

私　そこから、「目に見えないものはないもの」というエゴの価値観になるのですね？

先生　そうです。そこから二元性の価値観になるわけです。「目に見えるもの」と「目に見えないもの」、「良いもの」と「悪いもの」、「正しいもの」と「正しくないもの」、というように。

私　それは、わかります。

先生　その価値観は、「神から遠く離れた価値観」だということは、わかりますか？

私　はい。

先生　つまり、**神にそもそも「恐れ」という感情がないのは、「二元的な価値判断」というものがないから**です。判断がなければ、恐れという感情はないのです。

私　わかりました……。それでは、マスクの強制に対する「恐れ」というのは、そこに、「エゴの価値観」からくる「判断」があるからでしょうか？

先生　それはそうですね。**支配者からの命令に対して、「それに従うのは良いことだ」、あるいは「従わないのは悪いことだ」という価値判断が、眠り込んでいる人間にはある**ということですね。

私　確かに「良い」「悪い」の判断がそこに入っているのですね。

先生　そうです。そういう価値判断を手放さない限り、実際には、闇の支配者は存在しないにもかかわらず、人々の意識の中から「恐れ」の感情が生まれてくるのです。

私　それではもう、闇の支配者は存在しないにもかかわらず、私が、従わないことに対する恐れを感じるのは、私の中に「自分は支配される存在だ」という意識が、まだまだあるせいなのでしょうか？

先生　その通りですね。「神の意図」とは「自分を何と決めるか」ということなので、自分をそういう存在であると深い所で決めると、そこからの宇宙の「自動」が起こり、自分がそう思う現実を作ることになります。

そもそもこの仕組みを利用して、闇側は人間を支配してきたのです。

私　私の意識の中で、**「自分は支配される存在だ」という「エゴの価値観」が、本当に根深い所にある**のですね。（そこに、気づいただけでも、よしとしますか……）

3 「エゴの価値観」からの「自動」で輪廻転生する

「自分は支配される存在だ」と決めたところから、宇宙の「自動」が起こる

先生から、驚くべき「宇宙の『自動』の法則」の話を聞いた中で、私が一番、質問したかったことは、早い話、現実問題として、「本気でマスクを外す」ということに、一体どうやって立ち向かったらいいのか？　ということです。

そして、実際には、もう闇の支配者がいないにもかかわらず、人類の誰もが抱えている「支配に対する恐怖」にどう立ち向かったらいいのか？　ということでした。

それに対して先生は、そもそも、「恐怖」というものが、眠っている人間だけが味わう感情であり、それは「幻想」だ、と言うのです。

それでも、その「恐怖」を人がリアルに感じるのは、人間が肉体を持っているからです。

そして、エゴの意識は、その肉体を持っているが故に「自分の体だけが自分である」と思い

込むところから始まると言います。

それは「目に見えること」を「見える通り」にしか受け取らない、「二元性の価値観」です。

そしてその、「二元性の価値観」は、「神から遠く離れた価値観」ということでした。

そもそも神に「恐れ」という感情がないのは、この「二元的な価値判断」というものがないからです。

ここまでの話を私なりに理解したところで、私の中の、「マスクの強制に対する恐れ」というのは、そこに「エゴの価値観」から来る「判断」があるからなのか？　ということに気がつきました。

つまりそれは、支配者の命令に対して「従うのは良いことだ」、「従わないのは悪いことだ」という価値判断です。

先生は、そういう自分の中の「価値判断」を手放さない限り、自分の意識の中から「恐れ」の感情が生まれてくるのだと言われました。

そしてそれは、私が自分自身で「自分は支配される存在だ」というふうに自分を決めたところから、宇宙の「自動」が起こり、自分がそう思う現実を作っているのだということでした。

このテーマについてのさらに深いお話が、まだまだ続きます。

人類は愛をお互いに奪い合うよう、闇側から仕向けられた存在

私　先生、その人間の意識の中にある、根深い「エゴの価値観」を、闇側は人間支配に利用してきたって、それはどういうことなのですか??

先生　闇側は、当然、この「宇宙の『自動』の法則」を、知り尽くしています。

この「宇宙の『自動』の法則」を知り尽くしているということは、「波動のエネルギー」を自由にコントロールできるということです。

宇宙は「波動のエネルギー」でできていますから、彼らはそれを使って、いまだかつてない「未知なる創造の拡大」を行っていったわけです。

それが、この地球を舞台にした「人類支配ゲーム」だったわけです。まあ「ジゴクのテーマパーク」を作ったようなものですね。

私　(笑)

先生　そして彼らは、人類から最大限搾取するためには、人類を自分たちに似せた存在にした方が良いと考え、最終的に人間の遺伝子に手を加えました。

その、彼らに似せた部分というのが、爬虫類脳と呼ばれる「エゴ脳」だったのです。

私　えーーー!!!!!　人間って、もう遺伝子レベルから「エゴ」だったんですか!?!?!?

（笑）

先生　そうです。（笑）

それで彼らは、またさらに人間支配を強めるために、人間をＡＩ化しようと、遺伝子組み換えのためのコロナワクチンを作り出したところだったのです。

闇側が「エゴ脳」、つまり「エゴ的な価値観」に生きているのは、それは彼ら自身が、宇宙の「ワンネス」からできるだけ遠く離れる、という探求をしていたからです。

「ワンネス」から遠く離れるということは、宇宙の根源「ソース」から遠く離れるということで、当然、「愛」の量が少なくなります。そうするとエネルギー不足になるので、お互いに盗み合い、「エゴ的な価値観」を強めることになります。

それで闇側はエネルギーを奪い合って、常に戦っていたのです。

しかし、戦いには犠牲が伴うので、自分たちがお互いに戦うことに疲れてしまいました。

そこで彼らは、地球という星で人類を騙すことで、搾取する方針に変えたのです。

ですから、人類はいわば彼ら自身の身代わりとなって、「愛」という名のエネルギーをお互いに奪い合うよう仕向けられている存在でした。つまり人類は、彼らの「ゲームの駒」だったわけです。

「エゴの価値観」を「完全に理解する」

私　そうやって、「愛」のエネルギーの奪い合いによって人類は、ますますエゴを深め、ますます眠りを深くしていったのですか⁉⁉⁉

先生　そうですね。闇側にとって、人類をより「眠り込ませ」、より「エゴの価値観を強めて」いった方が、より多く搾取できますからね。

私　えーーーー！！！！！　闇側に、そんなエゴの存在にされてしまった人間は、一体どうやって、その「エゴの価値観」を手放していけばいいというのでしょう？？？？

先生　宇宙の仕組みは、とてもシンプルなので、難しく考える必要はありません。

例えばそれは、部屋の掃除をすることと一緒です。掃除をしたいと思った時、まずはそこにゴミがあることに気がつくことから、ですよね？

それと同じで、「エゴの価値観」を手放すということも、まずはその「エゴの価値観」があることに気がつくことからです。

私　はい、私の中にその「エゴの価値観」があることは、もう、よーくわかっています。そしたら、どうするのですか？

先生　そうしたら、自分の中のその「エゴの価値観」をよく見つめて、善悪の判断なく、それを「完全に理解する」ことです。

「完全に理解する」ことができて初めて、その「エゴの価値観」を手放すことができます。

というのも、「神である」人間の意識というものは、理解しきれていないことがあると、どうしてもそこに向いてしまうようになっているからです。

私　「理解しきれていない」って、どういうことなのですか？

先生　文字通り、完全に理解しきっていない、ということです。

宇宙は、「愛そのもの」といいましたが、「愛」は常に完全完璧なエネルギーであり、かつ、その方向にどこまでも向かおうとするエネルギーです。

ですから、完全でない不十分なところがあれば、神の意識は、そこから目が離せなくなるのです。

例えば、ある人が「人を騙すのは良いことだ」という価値観を持っていたとします。

それは、「人を騙したら、自分は得していい思いができるから」という一面的な理由に基づいていたとしても、それだけでは「人を騙す」ということがどういうことなのか？　を完全に理解したことにはなりませんよね？　なぜなら、自分が「逆の立場」になった時、誰かに騙されたら、決していい思いにはなれないはずだからです。

つまり、「人を騙す」ということの意味を完全に理解していないうちは、誰かに「それは間違っている」と言われようが、「人を騙した」ことで罪に問われようが、その人は、あくまでも「人を騙すのは良いことだ」という価値観のままなので、「人を騙す」ことを繰り返すことになります。

でも、「人を騙す」ことの意味を完全に理解した時、初めてその人は、自分から、「人を騙したい」とは、もう思わなくなります。そこまできてやっと、「人を騙すのは良いことだ」という価値観を「手放すことができた」ということになるのです。

ですから、その「エゴの価値観」を手放すためには、「完全に」理解する必要があるのです。

「エゴの価値観」を理解したくて輪廻転生する

私　なるほど……わかりやすいですね。でも、その「エゴの価値観」を「完全に」理解するというのは、どうしたらできるのですか？？？？？（しつこくて、すみません。苦笑）

先生　それは、これまで魂がなぜ「輪廻転生」によって、何度も生まれ変わる経験をしてきたか？　という理由につながってきます。

「輪廻転生」は、自分の中にある様々な「エゴの価値観」を、生まれ変わって立場を変える経験をしながら、それを理解しようとする意識の現れです。

それは、自分の「意識」の働きから、必要になってくるわけです。なぜなら、そうすることによって完全な理解になるからです。

私　えー⁉⁉⁉　「輪廻転生」って、そういうことだったのですか？　それでは、「エゴの価値観」を完全に理解するためには、また生まれ変わらないとダメっていうことですか？？？？　それじゃあ「エゴの価値観」だらけの人間は、いくら生まれ変わってもとても足りないですよね？？？

先生　だから、現に人類は、誰もが延々と生まれ変わりをやってきたわけです。（笑）

そして闇側は、魂が永遠であることをいいことに、人間の地球上での「輪廻転生」のサイクルから魂が出られないように、巧みに誘導していたのです。

私　えーーー！！！　それはどうやってですか？？？

先生　それはまさに、「宇宙の『自動』の法則」を利用したわけです。

つまり、神である人間の意識が、自分の中の「エゴの価値観」の理解が不十分であるところに、常に向かうように、闇側は仕向けるのです。

それは例えば、人を騙して人生を終えた人に、「今度は、人に騙されるという経験をするのはどうか？」と、闇側はおすすめしてくるのです。

私　（笑）おすすめしてくる？　それって何ですか⁉⁉

先生　それは闇側が、人間の「輪廻転生」までコントロールしていたからです。

なぜかと言えば、もちろん、地球から魂が出ていってしまうことを防ぐためですね。

だから、死んで肉体を出た「霊体」があると、闇側はその魂の親子兄弟、親類縁者など生前近しかった「霊体」を使って、その死んだばかりの「霊体」を呼びにやります。

　そしてその霊体に、自分自身が生前したことをすべて見せ、後悔の念などを抱かせるのです。

私　それは、まるで「閻魔大王」のような存在ですね！！！

先生　まあ、そうなんですが、正確には、ジャッジするのは「閻魔大王」ではなく、「自分自身」だということです。

　ですから、闇側にそう誘導されると、神の意識である魂はもっと良く知りたいという思いに駆られ、自ら意識を、今度は「人に騙される」という方に向けてしまうのです。

　そうすると、神が意図したことは「宇宙の『自動』の法則」で現実化されるので、その「霊体」はまた人間として生まれ変わり、今度は人に騙されるという現実化が起こるのです。

私　「輪廻転生」って、後悔して繰り返すことなんですね？

先生　後悔ばかりではありませんが、何らかの「思い残し」があれば、そこに「神」は意識が向いてしまうのです。

　そして、意識が向けられたところの物事が、宇宙の「自動」によって現実化されてしまうのです。

人類は「エゴの悪循環」を「自動」で繰り返し、止められない

私　人間の「輪廻転生」も、宇宙の「自動」によって起きていたことだったのですね？

先生　そうです。この大宇宙の「自動」は、宇宙のあらゆる物事に及んでいます。**「自動」は、神が意図したことを、宇宙全体があらゆる物事を巻き込んで現実化しようとするものです。**

しかしこの**「自動」を、宇宙の誰も何者も止めたり変えたりすることはできない**、という理解は大切です。全てのあらゆる宇宙存在が、これに従っているのです。

そして、「神」が意図することというのは、人間で言えば、自分の意識の中の深い所にある「価値観」から発する波動を指します。

ですからその波動は、自分が「どんな価値観を持つか？」によって変わってきます。

そしてその波動から起こる宇宙の「自動」は常に、人の持つ価値観から発した波動と全く同じものを、現実化します。

ここが大事なところなのですが、ということは自分の意識の中の深い所にある価値観が「エゴの価値観」だと、宇宙の「自動」により、問題の多い不都合で不完全な現実を作ってしまうことになります。

なぜならば、「エゴの価値観」は「愛の少ない価値観」なので、そこから生まれる現実は、愛が少ない不完全な現実を作るからです。

これまで人類は、このような「エゴの悪循環」を「自動」によって、繰り返し続けてきたのです。
つまり、
「エゴの価値観」→「不完全な現実」へ、
「不完全な現実」→「さらなるエゴの価値観」へ、
「さらなるエゴの価値観」→「さらなる不完全な現実」へ、
ということです。
ですから、この「エゴの悪循環」をやめるためには、どうすれば良いと思いますか？

私　……さあ？　……これでは、やめられないと思います。

先生　実はその通りです。
だから、実際、人間のエゴの価値観は、放っておけば、歳と共にさらにエゴを深めることにしかならないのです。
そうやって、人は、ますます深く眠っていくようになりました。

私　……うーん。それじゃあ、どうすればいいのでしょう？？？（さあ、困った……）

（次回、乞うご期待。笑）

第11章

宇宙の「自動」である神なる人キリスト

1　宇宙の「自動」を理解して人々を目覚めさせる

「エゴの価値観」を少しずつ手放して、目覚めの時を迎えた

私　「エゴの価値観」があると、「自動」で「不完全な現実」を作ってしまう。そして、その「不完全な現実」を「見たことを見た通りにしか受け取れない」「エゴの価値観」が、さらに「不完全な現実」を作ってしまうということですよね？

これでは本当に、この「エゴの悪循環」はやめられないんじゃないですか!?!?!?

先生　そうなんですよ！　本当にやめられないのです。

結局人間は、何度生まれ変わっても、この3次元の地球のエゴ世界にいる限り、誰もがエゴの眠りに落ちてしまうのです。

闇側が、この「人類支配ゲーム」が面白くて長い間ハマッただけあって、本当によくできたシステムなのです。

私　まあ……闇側からすれば、そりゃ、面白いでしょうよ。（怒）でも私は、もう目覚め始めたんです!!

先生　（笑）そうですね。だから、眠らされた人類の中で「今、目覚め始めた人々」というのは、本当にすごい存在なんですよ。それが素晴らしい奇跡だということが、ますますわかると思います。

ではなぜ、この「今、目覚め始めた人々」は、こんな奇跡を起こせたのだと思いますか？

私　それは……。以前先生が言われたのは、確かその人々は、他の星から地球の次元上昇のサポートのために来た魂たちだ、ということでしたよね？

つまり、元々の魂が違うから、ですかね？

先生　いいえ、魂に違いはありません。

確かに彼らには、地球の次元上昇のサポートという明確な目的はありました。

けれども、一旦この地上に人間として生まれれば、誰もがエゴの世界の中で、多かれ少なかれ眠り込まざるをえないのです。

では、彼らは何が違ったのかというと、「輪廻転生」の生まれ変わりの人生の中で、他の人々以上に苦労してきたということです。

私　へえーーー。一体、どんな苦労をしたのですか？

先生　先ほど、人間の輪廻転生も闇側がコントロールしていたというお話をしましたよね？

他の星から来た天使のような存在の人々は、当然、闇側からすれば気に食わない存在であり、要注意人物だったわけです。

そうすると闇側は、彼らをできるだけ深く眠らせるために、次の人生を苦労の連続になるように誘導します。

つまり、生まれる家庭は貧しかったり、両親は毒親だったり、なるべく災難にも遭うように人生の計画を持っていかせます。

なぜなら、そうすることで本人が生きることに精一杯にさせておけば、目覚めるような余計なことをしないだろうと考えたからです。

私　えーーー！！！　それはひど過ぎますよね⁉⁉⁉

先生　そうですね。でも結果的に、闇側のもくろみは全く外れることになったのです。

というのも、他の星から来た魂たちは、皆確かに様々な苦労をし、困難に満ちた人生を何度も送らざるをえませんでした。当然、他の魂たちと同じように、眠り込むことになります。

ところが、人生における「苦労」や「困難」というものは決して無駄ではなく、人間として経験していけばいく程、逆にその魂を成長させることになりました。

つまりそれは、**「エゴの価値観」を少しずつ少しずつ、自分で手放せるようになっていった**ということです。そしてそれにつれ、「愛の多い価値観」を少しずつ持てるようになっていったのです。

私　ふーん、なるほどね……。

先生　そうやって、自分の意識の中の「価値観」に、ほんの少しずつでも愛が増えていくと、だんだん眠りが浅くなってくるのです。それがゆっくりと、目覚めへとつながっていくのです。

私　そうやって、闇側の思惑が見事外れたんですね⁉

先生　これは、非常に長い時間がかかりましたが、結果的には、闇側がしたことは逆効果だったわけです。これもまた、人類の「大逆転劇」と言えますね。

私　す、すごい！！！（また、「大逆転劇」が出てきました）

先生　ですから、**「今、目覚め始めた人々」は、皆このような気が遠くなるほどの長い時間をかけて、やっと、ついに目覚めの時を迎えた**のです。

そしてこのことも、地球意識が「次元上昇」を意図したことによる、宇宙の「自動」が起きたからです。こうして「神」が意図したことは、宇宙中を巻き込んで完璧な形で現実化します。

宇宙の「自動」は、「ワンネス」の存在の全てを巻き込む

私　そうなんですね……。でも、宇宙の「自動」が起こる時、「宇宙中を巻き込む」ことができるのは、どうしてでしょうか？　だって、私もその中に入っているわけですし、「今、目覚め始めた人々」を始めとした人類全ても、その中に入っているということですよね？

先生　そうです。私が宇宙と言った時、それはこの全宇宙のことであり、宇宙全体を指します。つまり「全体で一つ」という「ワンネス」のことです。

ですから、なぜ宇宙中を巻き込めるかといえば、それは「ワンネス」だからです。

元々の「ワンネス」を「大海」だとすれば、そこから飛び出した「一滴」が、人類も含めた宇宙の存在たちです。つまりすべての事柄は、「ワンネス」自身が自分の形を色々に変えて表現しているに過ぎません。

「大海の一滴」とは、「大海」の性質すべてを備えた「一滴」ということですから。人類の本質も「宇宙そのものの存在」であることには、違いないのです。

ですから、**宇宙の「自動」は「ワンネス」の存在の全てを巻き込んで起こる**のです。

私　はあ、すごいですね！！！！先生のお話には、本当に一分の隙もない感じです。

先生　いえいえ、一分の隙もないのは、

この宇宙の「自動」にあらゆる存在は従っているのですが、「目に見えないものはないもの」という認識しかない人間にとって、それは手の届かないような、遥か彼方にあるものになってしまっています。

けれどもこの**「自動」は、宇宙のあらゆる存在が「神」であるからこそ起きる**ことなのです。

それは、「神」が意図することに忠実に宇宙全体が働いて、それを現実化しようとするということだからです。つまり、自分の本質が「神」であることを知っている存在にとっては、当

たり前過ぎるぐらい当たり前のことなのです。

どういうことか簡単に言えば、**宇宙で「神」の意識が何かほしいと思えば、そのほしいものがポンと出てくる、という世界**です。「ワンネス」は、自分自身が形を変えるだけなので、自分が考えうる限りのことは何でも「自由自在」なのです。できないことというのが何もありません。

それが当たり前の宇宙において、全くそうではないという未知なる素晴らしい創造をしたのが、そもそもの3次元の地球でした。それは宇宙に充満する「愛のエネルギー」が波動を落とし、重くなることによって固まり、物質化した世界です。

そこでは、「神」が意図したことが波動となって現実化、物質化するという「自動」は、同じように起こることは起こるのですが、3次元は物質の重い波動なので、その「神」が意図したことがどのような形でどんなものが物質化されるのかわからないところがあり、それを楽しむのが、この世界での「神」の遊びだったのです。

この物質世界の遊びは、**「神」が、「人間の体」という乗り物の中に入って初めて楽しめる**という、「神」だからこそ考えついた、ワクワクするような素晴らしい体験ができる遊びだったのです。

私　私も、長年人間をやってきましたが、話を聞いている分には、本当に楽しそうに思えますね。(笑)

人間は闇側に、宇宙の「自動」を理解できなくさせられた

先生　ところが、この3次元の地球の世界をもっと面白くしてくれたのが、闇側の存在でした。（笑）

私　（笑）

先生　まあ、彼らは過剰に、自分たちの使命を追求してしまったのですね。元々「神」の「3次元を楽しむための乗り物」として存在した人類は、完璧で完全な存在でした。

当然、自分が「神」であることを知っていましたし、宇宙の真理である「自動」も理解することのできた存在だったのです。

ところが闇側にとっては、人類を支配するのにそれでは都合が悪かったので、そういうことを何もわからなくなるように、遺伝子レベルで切ってしまったのです。

でもこれも、見方を変えれば、図らずも自分が「神」であることを完全に忘れ、誰であるのかわからなくなった方が、人間そのものをより完璧に人間になりきって楽しめる、ということにもなりました。

私　でも、楽しくないですよ、それは……。

先生　（笑）

ですから人類は、自分が「神」であることも忘れ、宇宙の真理である「自動」を理解することもできなくなってしまったのです。

それはまるで、人間には目というものがありながら、生まれながらにして目隠しをされ、何ものも見えない状態になっているようなものです。

宇宙の「自動」を理解できないということは、本当は、そのくらい不自由極まりないことなのです。

自分が「神」だと知って、宇宙の「自動」を理解する

私　人間って、本当に目が見えず、真っ暗闇の中にいる感じですね……。

でも、逆に言えば、自分が「神」であることを知って宇宙の「自動」を理解できれば、人類は真に自由になれるということなんですよね？？？

先生　その通りです。「自分が『神』であることを知る」「宇宙の『自動』を理解する」、この2つは、特に「今、目覚め始めた人々」にとってとても重要なことです。

ところで、この2つのことと言えば、誰か思い出す人はいませんか？

私　さあ、別にいませんが……？

先生　あの人ですよ。2000年前のスーパースターと言えば？

私　え？　あの、キリスト、ですかあ？？？

先生　そうです。（笑）

キリスト教は、闇側によって、完全に人間支配のための宗教にされてしまいました。

そのため、聖書も改ざんに次ぐ改ざんで、もはや原型をとどめていないとさえ言われます。

でも、その大事なポイントは、この「2つのこと」に絞ることができます。

私　えーーーー！！！　なんかすごい話になってきましたね！！！！！

先生　イエスは、宗教によって「神」であるキリストにされてしまいましたが、イエスが言わんとしたのは、**「私は神であるが、あなたもまた神である」**ということです。

また、イエスが起こした**数々の奇跡の全ては、まさに、宇宙の「自動」を理解した上でなされたこと**でした。

私　確かにイエスが、色々な奇跡を起こしたことは有名ですよね？

例えば、パンと魚を溢れるほど出したり、水をワインに変えたり、目の見えない人を見えるようにしたり、歩けない人を歩けるようにしたり……。

先生　そうですね。それらの奇跡と呼ばれるものは、イエスが宇宙の「自動」について深く理解していたからにほかなりません。

つまり、**自分のしたいと思うことを「神の意図」にまで純粋にすることによって、波動を高**

め、そこから宇宙の「自動」を起こすことにより、「奇跡」と呼ばれる現実化をなしとげたわけです。

私　えええええーーー！！！！　キリストの奇跡って、そういうことだったんですか!?!?!?!?!?

先生　そうですね。イエスがなぜ人々に「あなたも神である」と言ったり、「あなたの願いは聞き届けられた」と言って病人を癒したかと言えば、イエスが人々にそれを示すことにより、その**2つのことは眠り込んでいる人々を目覚めさせ、そのことが人間を真に自由にする**ことを、知っていたからです。

私　じゃあ「イエス・キリスト」って、どういう存在だったのですか？？？

先生　まあ、地球では救世主ということになっていますが、宇宙ではそれほどの有名人ではありません。（笑）

というのも、実は彼も、闇側に近いところにいた存在だったからです。

私　えええええ、えっ、えっ、えーーー！！！！（言葉を失いました）

先生　彼はある時、正義感に駆られ、反乱を起こしたため、地球という牢獄の星に島流しにされてしまったのです。

ところが、転んでもただでは起きなかったところが、彼のすごいところです。

地球では、人間たちが闇側の支配により深く眠り込まされ、多くの人々が苦しんでいることを知った彼は、なんとか人類を、眠りから目を覚まさせようと思ったのです。

イエスは、人間が「エゴの価値観」に生きていることが、さらに眠りを深くすることを知っていたので、エゴではなく「愛の価値観」を持つことを、人々に伝えようとしました。

私　そうだったんですね⁉⁉⁉　イエス・キリストがやったことというのは、つまり「人類を目覚めさせること」だったのですね？？？

先生　そうです。

私　……でも、人類は目覚めないまま、2000年も来てしまいましたよ。

先生　いいえ、それもわかった上で、彼は、ちゃんと計画を立てていました。なぜならば2000年後の、地球の「次元上昇」の今こそが本番だと知っていたからです。ですから、2000年前のことは、ほんのプロローグに過ぎないことだったのです。

私　ほんのプロローグ⁉⁉⁉

キリストの計画って、何なんですかあ⁉⁉⁉

（そして先生って、誰なんですか？？？　笑）

2　イエスが起こした宇宙の「自動」

牢獄の地球を内部から変えようとしたイエス

私　待ってくださいよ、先生。
そもそも、イエス・キリストって私の中ではずっと、実在するかもわからない存在でしたが、まず、想像上の人物というわけではなかったのですね？

先生　イエスという人物については、後から作られた話によって、神格化されてしまったのです。

闇側にとってイエスは、とんでもなく目障りな存在だったので、闇側は、とにかく初めは彼の存在をもみ消すことに必死でした。

でも、人間たちの反響が大きく、それがもみ消せないとわかると、彼らは今度はイエスの話を人間たちの支配のために、逆に利用することにしたのです。

彼を「救世主」に仕立て上げ、宗教の形にして、人間たちが彼をあがめる対象にしたのが、キリスト教です。

宗教には様々なものがありますが、「自分の外側に神を求める」という点で共通しており、闇側からすれば、**人間が信仰という名において常に外に神を置いている限り、人間が目覚めることはない**と踏んだのです。

でもイエスは決して、どこかの神様というわけではなく、むしろ闇側にいた存在だったので、いわば闇側の中の反逆児的な存在でした。

私　それでイエスは、地球に島流しの刑にされていたというのですね。

先生　そうです。彼はそもそも、闇側の圧政に反旗をひるがえした存在だったのです。

けれども、地球という星がまさに闇側の完全な支配下にあることを知った彼は、これをむしろ絶好のチャンスだと考えたのです。

私　それではイエスは、聖人というよりは勇猛果敢な人物だったというわけですね？

先生　まあ、悪の親玉が心変わりして突然正義に目覚め、本領発揮したという、ありがちなパターンかもしれません。（笑）

私　（吹き出す）

先生　彼がこれをどんなチャンスと考えたかと言えば、その頃地球が、このような牢獄の状態になっていることを、他の宇宙の存在たちも知ってはいたのです。しかし、何分闇側が地球という星全体を囲ってしまったので、誰も何も手出しができない状態が、ずっと続いていたのです。

このような、外から何も手出しできない状況に対して、逆にイエスは、それを地球の内部から変えられるチャンスにできると考えたのです。

私　まさに「ピンチはチャンス」を地で行っている感じですね？　これも「大逆転劇」ではないですか⁉

先生　そうですね。イエスは、闇側の内情を知り尽くしていたからこそ、彼は協力者と共に、地球を闇側から救い出す壮大な計画を立てました。それは、人間の中に入っている**眠り込んでしまった魂たちを「どう目覚めさせるか？」**というものです。

まず彼は直接、深く眠っている人間たちの中に入っていき、**「人は皆、『神』である」**ことを思い出させようとしました。

そして、**「神」である人間は、意識の力によって「宇宙の『自動』を働かせる」ことができ、**この地上では奇跡と呼ばれる現象を、人々の目の前で次々に起こして見せたのです。

神を外に置くか、自分自身だとするか

私　イエスは、宇宙の「自動」についての理解を、どうして持てたのでしょうか？

先生　宇宙というのは、前にもお話しした通り、そもそも、「愛」のエネルギーで充満している所です。
　ですから「宇宙における科学の発達」というのは、その「愛」のエネルギーである宇宙の原物質というものに対して、どこまで理解が進んでいるかに関わってきます。
　そしてそれは、神の創造において、それが原物質によって形作られるという「宇宙の『自動』の法則」の理解の上に成り立っているものです。
　イエスは、立場上、こうした宇宙のテクノロジーに長《た》けていた存在でした。それは彼の最も得意とする分野だったのです。
私　そうだったのですか。「物質化」とか「思いの実現」というのも、宇宙の「自動」の理解の上にできることなのですね？
先生　そうです。イエスは、人間たちの眠り込みが予想以上に深いことを知って驚きました。
私　そうか、それでイエスは、その眠り込んだ人々によって磔《はりつけ》にされてしまったわけですね？
先生　そうですね。人間たちの眠りは、彼の言葉や行いぐらいでは、とても目覚めそうになかったのです。でもそれも、想定内のことでした。
　その後、弟子たちによって新約聖書が書かれたわけですが、そこにも、彼の意識による宇宙の「自動」が働きました。
私　でも新約聖書は、闇側によって改ざんされてしまったのですよね？　その、イエスの意識による「自動」ってなんですか？

先生　それは、聖書が闇側によって都合のいいようにされることも、あらかじめわかっていたので、イエスは逆にそれを利用したのです。

私　どういうことですか⁉⁉⁉

先生　闇側は人類支配のために、イエスの話をキリスト教として宗教にしたわけですが、それによって聖書は人類史上最大のベストセラーになりました。

ここからがすごいところなのですが、その聖書の言葉は、一見するとごく普通の言葉の意味でしかないものが、見方を変えると全く違う意味になるように、書かれているのです。

その見方を変えるという最大のポイントは、闇側があくまでも「神」というものを、自分の外側に置くようにさせたのですが、そこの部分を全く逆の見方にします。

つまり、**「神」を自分自身だとする**のです。

聖書は宇宙の真理という視点で読める

私　えええーー???　聖書における「神」というのは、人間と全く別の存在だと思っていました。

先生　そこがポイントなのです。

闇側にとって聖書は、普通の言葉通りであれば、人類は「自分の外」に意識を向け続けることになり、それは「眠りを深くする」ことなので、安心していたのです。

ところが地球の次元上昇の今、目覚め始めた人々が読むと、それは「さらなる目覚めを促す」ような、とても興味深いものになります。

私　それは一体何ですか？？？？？

先生　今ここで聖書の解説をしてしまうとまた何日もかかるので、簡単にご説明すると、イエスが言った言葉である「私」と、「天の父」あるいは「神」との関係は、人間の体を持った意識の「私」と、人間の本質である宇宙の「ワンネス」＝「神」の意識との関係を、指します。

つまり両方共、「自分自身」を指すことになるのです。

私　なるほどなるほどー。私も何となくわかってきました。

眠っている人にとっては、「神」はあくまでも、自分の外の存在としか聖書を読めないのですね。

ところが同じ聖書を読んでも、目覚めた人にとっては「自分」＝「神」なので、「神」の記述は、つまり「自分自身の中の神の意識」というふうに理解できるということなのですね？

先生　その通りなのです！　その見方で聖書を読むと、書かれていることが全く違った意味に取れるのです。そういう驚くような発見が、たくさんあります。

そしてそれは全て、人類にとっては困難な、宇宙の「自動」を理解するのにとても助けになるように、なっているのです。

私　そうだったのですか。聖書のことはよくわからない私でも、それはとても興味深いですね。

先生　そうですね。聖書は宗教の観点から見る必要はないのです。実は、「宇宙の真理」という視点で読むことができるようになっているのです。

これが、**イエスの意識が、宇宙の「自動」を起こした**ことのひとつです。

私　**全ては、人類が全く理解してなかったという、「宇宙の『自動』の理解」につながっていく話**なのですね？

イエスはなぜ磔になったか？

先生　そうですね。ところで、ここで一つ、イエスについて大きな疑問がわいてきませんか？

私　疑問ですか……？　何だろう？？？？？

先生　イエスは、なぜ磔になったか？　です。

私　それは、深く眠り込んでいた人々によって、殺されたからですよね？

先生　それはそうですが、なぜそのような殺され方をしたか？　です。

イエスは、「波動のエネルギー」というものをよく理解していたからこそ、色々な奇跡を起こせたというお話をしましたよね？

そこまで「波動のエネルギー」について理解していれば、いくらでも災難から逃れることはできたはずです。

私　確かに、先生のお話からすれば、イエスのように波動の高い人間は、波動の高い良い現実を作れると思うのに、なぜ彼は、あのような悲惨な死に方をしたのでしょうね？？？

先生　それは、これまで人類が、聖書というものを宗教的な教義からしか見ることができなかったから、そのような疑問は誰も持たなかったわけです。

そこに無意味なこじつけをしただけで、本当の意味を理解することは、これまで誰もできないできたのです。

私　ああ、それは、キリストが人類の罪を背負って十字架にかけられたのだ、というような話ですね。

先生　それは後々、イエスを神格化して宗教にしたかった闇側の思惑に、ちょうど良い宗教的思想になったわけです。

でも、宇宙は「波動のエネルギー」でできていることを忘れてはなりません。人類はそれを全く理解しないできたので、真実がわからないのです。

真実とは、「宇宙の実在」に基づいた現実の創造のことを言います。「宇宙の実在」とは、「神」である人の意識です。

つまりこの場合、イエスが何を意図して、どんな創造をしたのかを理解できれば、そこで宇宙のどんな「自動」が起き、どんな現実が創造されたのかを理解することができます。

私　確かにそういう視点から見ると、どうしてキリストは磔になったのか？　わからなくなってきますね……。

先生　答えはとても単純です。当然ながら、イエスは自分でそういう現実を作った、と考えるのが自然だということです。

問題は、なぜ彼はわざわざそんな現実を望んで作ったのか？　です。

私　えーーー！！！！　なぜなのですか？？？？？

先生　これは、誰も言っていないことなので、私も長い間、わかりませんでした。

でも、イエスが起こした宇宙の「自動」を丹念にたどっていくと、全てが一つにつながることがわかります。

つまり、彼の一番深い所で意図したことは、**この地球における「闇側の支配を終わらせ」、「できるだけ多くの人類を覚醒させ」、「地球の次元上昇を成功させる」**ということに間違いありません。

そのために、彼は2000年前、まず、イエスとしての人生を生きましたが、それだけで闇側の支配を終わらせ、人類を覚醒させることは、到底できませんでした。

でも、そのことは初めからわかっていたので、この地球の次元上昇の時期である、2000年後の今に向けて、彼は次の手を打っておいたわけです。

私　……それは、どんな手なのですか？？？？？

先生　もちろん、この時期に自分の役目が果たせるように、2000年後にまた転生することです。

私　えっ？？？？　もしかして、今、「救世主」がいるっていうことですか⁉⁉⁉　それは誰なんですか？？？？？

先生　「人類の救世主」というと、人々は、いつも2000年前のイエス・キリストを思い浮かべますが、実際キリストは、その人生で人類を闇側から救うことはできませんでした。

そのできなかった同じやり方を、同じ人物が、2000年後にまた繰り返すと思いますか？

私　……でも「救世主」って、どうしてもそういうイメージがありますね。

先生　ほとんどの人は、そういうイメージを持ってしまいますね。

それは「救世主」が、「宗教」と同じく、闇側によって作られた概念ですから。

でも、「神」である人間は、そもそも誰かに助けてもらわなければならない存在ではないということを、理解する必要があります。

イエスは「愛の人」の逆になって生まれ変わった

私　確かにそうですね。では、2000年後、イエスはどんな人になって、人類を助けようとしたのでしょうか？

先生　彼は、当然ながら、大勢の聴衆を前に愛を説くことで有名な人というような、２０００年前と同じ手は使いませんでした。

それはそれで、大きな役目を果たしましたが、最終的な目的を果たせたわけではありません。「押してダメなら、次は引いてみる」と考えるのが、自然だと思いませんか？

私　まあ、そうでしょうねえ……。

でも、そうすると、一体どんな人に生まれ変わるのですか？？？？？

先生　イエスは「愛の人」と呼ばれましたよね？　その逆は？

私　えーーーーーっ！！！！（笑）

もしかして、「エゴの人」？？？　……ですか？？？

先生　その通りです。イエスは今度は、全く無名の「エゴ」の、いやーな人になりました。

（笑）

私　（笑）先生、冗談言ってませんよね？（いやーな人って、それ何ですか？　笑）

先生　もちろんこれは、まじめな話です。

２０００年前、イエスはむち打たれ、十字架に磔にされて殺されるという、人間として最も悲惨でみじめな死に方を、自分で選びました。

なぜかというと、それは生まれ変わった時に、「一番恐れを抱えた」「被害者意識の強い」

「自分の身が生き残ることばかりを考える」「最もエゴの強い人間」として、生まれ変わるためだったのです。

人は死んでも、生前の苦痛が強いとそこに意識が向けられ、そこからの宇宙の「自動」が起こり、現実化することになります。

ところがイエスのような、自分の波動を完全にコントロールでき、純粋な高い波動を持てる人にとっては、そこからの宇宙の「自動」が起こり、その高い波動にふさわしい現実になります。

それではイエスは自分の役割が果たせないので、わざと自分の肉体が最大限の苦痛を感じ、そこに意識が向いてしまうように、自分でそういう現実に持っていったのです。

私　えーーー！！！！　イエスは、そこまでして「エゴ」の人間になるように、自分を痛めつけたっていうことなのですか⁉⁉⁉

そして、何のためにそれほどイエスは、今回「エゴ」の人間になる必要があったのですか？？？

（あのイエス・キリストが、2000年後生まれ変わって、今生きているとは……！！！！）

3　人々の「エゴ」を全て取り入れてその眠りから目覚める

イエスと闇側の「波動のエネルギー」をかけた真剣勝負

私　それにしても先生から、イエス・キリストの話がこんなふうに出てくるなんて、思いませんでした。

しかも今度は、いやーな人になって生まれ変わるなんて。（笑）まずそこのところを、もう少し詳しく教えていただけませんか？

先生　そうですね。もう少しご説明が必要だと思います。

イエスをキリスト教の神様として見てしまうと、たちまち、闇側の思惑である宗教的な教義の方にはまってしまいます。

それは、「自分の外側に神を求める」という思考になったとたん、「宇宙の真理を理解する」ことから遠のいてしまうからです。

私　確かに、これまでの考え方はそういうことですよね？

先生　そうです。これまではずっとそうでした。けれども私はそうではなくて、あくまでも「波動のエネルギー」の観点から、2000年前のイエスを追っていったのです。

私　「波動のエネルギー」の観点ということは、宇宙の「自動」がどのように起きたか？　ということですか？

先生　その通りです。そうすると、イエスが意図することによって起こした、宇宙の「自動」が、どれほど壮大でドラマチックであるかに、驚かされます。

そしてそれと同時に、**イエスの思いが地球の次元上昇の今、目覚め始めた人々に対して、どれほど多くの支えと励ましに満ちたものであるか**がわかり、彼の熱い思いが伝わってくるのです。（先生、熱い思いで語る）

私　……そうなんですね。単なる歴史上の人物ということにとどまらないのですね？

先生　もちろんそうです！　まず、イエスと地球との関わりは、元々闇側の存在だったイエスが反逆罪の罪に問われ、その頃牢獄の星だった地球に追放されたところから、始まります。

そしてここから、**「人類を救いたい」イエスと、「人類の支配を続けたい」闇側との「攻防戦」**が始まったのです。

私　えーーーーー!?!?!?

それはイエスと闇側の、一騎打ちという感じですね？？？

先生　そうです。ここから、元仲間同士の「波動のエネルギー」をかけた、真剣勝負が始まったのです。

まず、地球という名の牢獄に追放されたイエスは、策を巡らし、まんまと闇側の目をかいくぐって、「目覚めた人」としてキリストの人生を生きることに、成功しました。

私　はあ、当時の人々の中で、イエスはまさに「目覚めた人」として存在したわけですね？

先生　そうです。そして彼は、深く眠り込み、虐げられ、苦しんでいる人々を目覚めさせようと試みたのです。

まず彼は、**「人は神であること」、そしてそれゆえに、意識には限界がなく、「宇宙の『自動』を起こせる」のだということ**を、思い出させようとしました。

私　それは、なかなか難しいでしょうね……。

先生　そうです。でも人々は、イエスの常に具体的で誰にでもわかるたとえ話と、彼の起こす奇跡に圧倒され、当時の支配者たちも、驚く程の多くの人々が影響を受けました。

とりあえずここまでで、イエスは最初の目的を果たしました。

2000年後の転生のための準備をイエスはした

私　まずは、人々に大きな影響を与えることが目的だったわけですね？

先生　そうですね。それによって、後に聖書が書かれることになったわけですから。

そして、「目覚めていた」イエスに対して、闇側は、もちろんそれを黙って見ていたわけではありません。当然彼を何度も亡き者にしようとしたのですが、「目覚めていた」イエスは、「波動のエネルギー」を深く理解していたので、自分の波動を高め、現実をコントロールすることによって、何度も自分で自分を救ったのです。

私　まさに「波動のエネルギー」を使った攻防戦が行われたのですね？

先生　そうです。そして最大の山場が、十字架に磔にされることでした。

私　そこは、イエスがあえて自分を痛めつけるように仕向けるような現実を作った、というところですよね？

先生　そうです。イエスは、２０００年後の地球の次元上昇の時期に転生するために、わざと自分でそういう現実を作ったのでした。

というのも、彼には最も苦しみが大きく、悲惨な恥辱に満ちた最期を遂げる必要があったからです。それはすべて、次の転生のための準備だったのです。

私　うーーーん、言うのは簡単なことですが、イエスが実際にその苦痛を自分の身に受けるとは、やはり相当な覚悟と決意があってのことだったのでしょうね……。

先生　そうです。彼としては、全てわかった上での一世一代の大芝居を打ったわけです。

私　闇側はこのことを、どう思ったのでしょうね？

先生　闇側にとっては、早々にイエスがいなくなることはもちろん好都合でしたし、人類をより眠り込ませるのに、いい教訓に使えると思いました。
　それで闇側は、「神の子であったキリストでさえも、運命にあらがうことはできなかった」という、人類支配に都合のいい解釈を後々人々がするように、仕向けました。

イエスの別の計画――エゴの人として生まれ変わる

私　闇側は、してやったりというところだったのでしょうか？
先生　そうですね。一見そう見えるように、闇側は見せかけたのです。
　しかしイエスには全く別の計画があり、次の転生では、「真逆な立場」から「人類の覚醒のサポートをする」ということこそが、彼の本命だったのです。
私　イエスがそこまで考えていたとは、それは本当にすごいことですね！！！！！
先生　そうです。人間の想像を遥かに超えていると思います。
　そして一方、闇側は当然、彼の転生後の動静には目を光らせていました。
　ですからここで彼が、2000年前のイエス・キリストと同じような言動を行うことは、そもそも不可能だったのです。
私　普通だったら、生まれ変わってもまた前世と同じような人物になる、としか考えませんよね？

先生　ところが彼は、今度は逆に深く眠り込んだ「エゴ」の一般人になることによって、闇側の目を逃れるという、驚きの方法を取りました。

私　えーーー！！！　イエス・キリストとも言うべき人が、それで「エゴ」の「いやーな人」になったなんて、誰が思いますか⁉︎⁉︎⁉︎（笑）

先生　誰も思いませんね。（笑）だからこそ闇側も、イエスにしてやられたのです。

闇側は、眠り込んでいる人間は無力で何もできないとしか思っていないからです。

私　でも、イエスからしたら、「目覚めている人間」という最大の武器を失うことになるのですよね？

先生　そうです。そうなれば確かに闇側の目から逃れることはできるものの、イエスがそういう人畜無害な人間になるのには、大きなリスクもあったのです。

なぜなら、本当にただ深く眠り込んでいただけでは、人類の覚醒の助けには全くならないという可能性があるからです。

私　それでは、見た目も中身も、本当にただの人で終わってしまいますよね？（笑）

イエスは日本人に生まれ変わった

先生　そうです。でもイエスは、そこに対してももちろん抜かりなく手はずを整えて、日本に生まれてきたのです。

私　えーっ！　やっぱり、日本人に生まれ変わったのですか⁉

先生　そうです。なぜ日本なのかというと、それは、人類の次元上昇のカギを握ることになるのが日本であり、日本人だからです。

私　えーっ！　なぜ日本人がカギなのですか？

先生　そこはとても大事なところですね。でも順番にお話ししていきましょう。

イエスの死後ですが、闇側がしたことは、人類の数多くの宗教の中でも、特にキリスト教に対して最大の乗っ取りを図りました。

私　確かに、キリスト教信者の数が世界で一番多いというのも、そういう理由だったのですね。

先生　そうです。そしてさらに、キリスト教の組織の上層部は闇側の支配そのものとなり、キリストへの信仰を使って、多くの人々をあざむいて眠らせることに成功したのです。

私　いやー、確かにキリスト教のトップたちは数々の悪事を働き、まさに「闇の世界」でしたよね？

先生　そうでしたね。しかしまたイエスの方も、2000年という長い時間にわたり、着々と計画を進めていきました。

今回、彼が日本で無名の一般人を選んだのは、闇の目から逃れるためだけではなく、実は、もっと別の理由がありました。

私　それは、どんな理由なのですか？

目覚め始める人々の、最後の一人になる

先生　それは、元々日本という場所とそこに住む人々には、光側の支援を受けたという特別な事情があったからでした。

私　えー！　特別な事情って何ですか？

先生　それは昔、地球の意識が、地球上が闇側一色になることを嫌い、光側の支援を求めたためです。

光側は、目立たないように、大陸の端に位置する日本列島に、光側と交流のあった人々を呼んだのです。

私　えーっ！　そんな人たちが日本にいたのですか？

先生　そうです。縄文時代のご先祖様に当たる人々、ですね。

ですから、当然ながら闇側にとっては、日本は気に食わない場所であり、人々だったのです。

そのため闇側は、これまで日本という国と日本人を乗っ取り、支配するということに並々ならぬ思いを持ち、エネルギーを向けてきました。

私　えーっ！　そうなんですか？　日本ほど平和な国はないと思ってきましたが……。

先生　それは、逆から見れば、**闇側の支配が余りにも強く、日本人ほど洗脳され、深く眠らされている人々はいない**ということなのです。

ですから、イエスは、その中でも最も眠り込んだ人間の一人として、生まれ変わったわけです。

私　えーーー！！！！　イエスが、よりによって最も眠り込んだ人間の一人って、どうしてなのですか？？？？？

先生　それには、とても深い理由がありました。

ひとことで言えば、**「人類の目覚めの時期」になった時、「目覚め始める人々の、最後の一人」となる**ためだったからです。

私　おーーーーー！！！！！！！！

（それはいかに？？？？？）

先生　というのも、**地球の次元上昇の成功のカギを握るのは、もはや「完全に眠り込んだ」大多数の人々ではなく、今やこの時期に、「眠りから目覚めることを決意した」少数の人々にある**からです。

闇側が、すでに光側の働きによってこの地球に存在しなくなった今、ここまで来て、「イエスの勝利」はついに確定し、彼は今まさに「最後の仕事」をしているところなのです。

それこそが、**「今、目覚め始めた人々」に対する彼の最大の支援**、ということになります。

「愛の価値観」で生きるかどうかが、本当の目覚めに

私　イエスは闇側との戦いに、2000年かけてついに「勝った！」ということなのですね！

それでは、彼の「最後の仕事」とは、何なのでしょうか？

先生　2000年前、イエスが決意したことは、地球の内部から自分が闇側と対決し、「人類の覚醒を助ける」ことでした。

そのため彼は、当時最も貧しく、最も虐げられていた弱い立場の人々の中に自ら身を置いたのでした。

彼のその意志は当然貫かれた上で、「今、この時」に至っているわけです。

そして今、最も助けを必要としている人々こそが、「目覚める」ことを決意した、少数の「今、目覚め始めた人々」なのです。

私　目覚め始めた人々をどう助けるか？　など、誰も考えもしないことですね？

先生　その通りです。今、世の中にある物事は全て、「完全に眠り込んだ」状態の人々のためにあると言って良く、そのような中で「目覚める」ことを決意した少数の人々に対する「支援」というものは、全くないような状況です。

でも、今、一番助けられるべきは、むしろ、「目覚めることを選択した人々」なのです。

なぜならその人々は、これまでの**圧倒的な闇側の支配による社会の中で、今、目覚めることの「毒出し」の苦しさの只中に、誰もがいる**からです。

その人々は、大多数の「眠り込んだまま」の人々の中で、奇跡的に「目覚める」ことを選択できた人々です。

その人々は、これほど多くの人類の中で、自らの意志で、「愛」というものの価値に気づけた素晴らしい人々なのです。

これから、その「愛の価値観」に従って生きていけるかどうかが、本当の「目覚め」につながっていきます。

私　2000年前も、確かにイエスは人々に「愛」を説いていましたよね？　だから今もそうだ、と言うことなのでしょうか？？？

先生　ある意味、それは変わっていません。ただし今回は、実に、宇宙は「波動のエネルギー」であることを知り尽くした彼らしいやり方でということです。

2000年前、イエスは直接人々に話しかけることによって「愛」を説いたわけですが、今回、彼はそういう方法は取りませんでした。

イエスは、今回の転生では、全く無名の、最も一般的な日本人になりました。それは、彼自身が深く眠り込むことによって、一般の、普通の人々が抱え込むであろう「エゴ」の全てを、自分の中に取り入れようとしたからです。

つまり「エゴ」という名の「毒」を、最大限自分のものにしたわけです。

私 えー！ なんということ!? その先の話を、ぜひお聞きしたいです！

自分自身の「エゴ」の眠りから目覚める最後の一人

私 先生それで、「エゴ」の「毒」を最大限自分のものにした「いやーな人」というのは、「極悪人」というわけではないのですか???

先生 「エゴ」というのは、誰にでもある、意識の深い所の「自分さえ良ければいい」「自分だけがいい思いをしたい」という価値観を指すのであって、実際にどんな「極悪非道」なことをしたかどうか？ とは関係ないのです。

むしろ、ごく一般的な日本人にとっては、ほとんどの人が犯罪歴などないのが普通です。そういう、一番層の厚い、ごく普通の人々の意識の深い所にある、「エゴの価値観」こそが、闇側によってコントロールされ、支配されてきたのです。

ですから、「いやーな人」というのは、決して「極悪人」を指すわけではなく、一番一般的な、エゴっぽい人、というような意味でしかありません。

私 何だ、それなら私もそうですね。（笑）

先生　誰でもそうです。自分はそうではないと思っても、周りにそういう人はいっぱいいると、誰でも思っています。だからそれは、今ここに生きている全ての人、と言えるかもしれません。

　というのも、全て世界は自分自身の映しだからです。

　この闇側に作られた「エゴ」の世界の中で、人はお互いに、自分の「エゴ」を映し合っているのです。

　これまでの地球は、そういう世界だったのです。


私　だからイエスは、生まれ変わった人生で、地球の「エゴ」の毒を全部食らおうとしたのですか？

　でも、「エゴ」をやめるなんて、どれだけ大変なことなのでしょうか⁉　誰だって、自分さえ良ければいいとしか考えてませんよね？　そんなの乗り超えられないですよね？

　だから、イエスはそのどん底まで自ら突き進んだというのですか？

（毒塗れのイエスなんて……）

先生　そうですね。一番底辺に入り込んで、人類誰しもが持つ「エゴ」を自分の肌身で理解し尽くそうとしているのですね。それ以外の道をイエスは選ばなかったということですね。

私　それで、イ、イエスは一体日本のどこにいるのですか？

先生　………（無言で微笑んでいる）

私　いや、そんなことより、イエスは、それでどうしよう、というのでしょうか？

先生　……「エゴ」の毒の只中にいる人々、そこから目覚め始めている人たちの中に最も深く入り込んで、**そこに必ず映っている、自分自身の「エゴ」の眠りから目覚める「最後の一人」となる**ことですね。それがまさに、**宇宙の「自動」**ということなのです。

私　それってエゴから目覚める、最後の道なのですよね？

先生　究極、イエスが今回辿る道は、目覚め始めた人々が、いずれ自ら気がつくことのできる道なのです。

私　ああああああああああーーーっ！！！！！

終章

先生とのお別れ

先生と会わなくなってから、2年以上の月日が過ぎました。

ある日私は、私の知り合いから突然、先生がお亡くなりになったということを、聞きました。

えええええええっ！！！　先生ーーっ！！！

その後、先生のところに行くことも途切れてしまって、先生とのお話も心の奥に止めるばかりになっていて、私は先生のいない日常を過ごしていました。

もっと話を聞いていれば良かったのに。

先生は、病気を患って1年余り臥《ふ》せって、最期は静かに眠るように、息を引き取ったのだといいます。

あああああーっ！！！　先生、もうこの地上にいないんですか？？？

でもなんで亡くなったのですか？　死ぬ理由なんてないじゃないですか。

あれだけ素晴らしい真理を、金庫から出してくださって、核心にまで迫っていたのに、私が逆に怖じ気づいて、それ以上お話を聞くことをしないでいるうちに、月日が過ぎてしまって。

先生程の人が、何でとしか思えません。もう取り返せないなんて。これが天寿だったと言うには、あまりに辛過ぎます。

お会いしたときは、お体の悪いことも特に聞いていなかったし。何が良くなかったのでしょうか？

先生との話をそのままにして、疎《おろそ》かにしたことを、痛烈に悔やむ思いが湧いてきました。本にまとめるなどと言いながら、私が結局、いいかげんに先生の話を聞き流してしまったから、こういう結果になったのでしょうか。

先生としては、言うべきことは言ったのかもしれません。先生としての思いは最後まで出し切って、現在の地球の状況から、コロナという大試練の中の、人類の歩みと大宇宙の「大逆転劇」の話までして下さったのです。そしてそれを私に託すとまでお話しされていたのに。だからもう肉体から出てしまったのですか？　でも私はそれをずっと放っておいただけ……。

私が放っておいたままで終わったのなら、先生の命の炎をあの時いたずらに燃え尽きさせ、貴重なお話を無にして、その状態で先生の命を奪ったことになるではないですか！

何ということを、私は何もしないことで、していたことになるのか。これぞ無作為のエゴです。

人が死ななきゃ、自分のエゴも分からないのか！（涙）

この先私は、先生の言葉を真剣に受け止め、背負って生きて行く他はないです。

でも私は、先生があまりにも遠くに行ってしまった気がして、残念でならないです。それを生み出したのが、自分自身であった、ということにもかかわらず……。

先生の最後に仰っていた、エゴの人となって日本に生まれ変わったイエスが、いまこの時代で、「最後の一人」になるって、本当にどういうことなんでしょう？

先生は本当に大事なことを言っていたと思います。なぜならこれができるかどうかが、いまこの特別な時代に、地球が5次元に上昇することが成功するかどうかが、かかっていると仰ったのですから。自分が5次元を望んでいるのか望んでいないのか、身につまされる選択なのだと思います。

先生のお話を伺った日々をもう一度反芻《はんすう》し、そして大見得を切ったけれども、放置して治ることのなかった私の「自分さえ良ければいい」を反省したいです。イエスがされようとしている、「最後の一人」とは何とかけ離れていることでしょうか。こんな大事な放ってはおけないことを、私は放っておいたのです！　やな奴でした！

今は先生の残された言葉と、「最後の一人」イエスの歩みを、自分のこととして受け止めていくほかはありません。

今となっては私に託された先生からの「遺言」を、しっかり心に刻んでいきたいと思います。

身近にあった松をどう生かすか、そこから始まったブログが、ここまで大展開するとは、全く想像もつきませんでした。思えば松葉とワクチン、エゴの極みとそれを取り除く大自然の配剤、自分は何と大変な時の流れの中に居合わせてしまったことかと思います。そしてこれが先生との出会いと、そこからの先生の稀有な教えを聞き出す流れができたことこそ、宇宙の「自動」というべきでしょうか。

先生のお家の近くには、ハルジョオンの花が咲いていました。そのことが話題に出た時、先生は、ハルジョオンは今では余り良く言われないけれど、縄文の昔には、祭儀の際に用いられた「霊性」の高い花であると仰っていたことを、思い出しました。
ハルジョオンを摘み取って、私はそれを今、先生に手向けたいと思います。

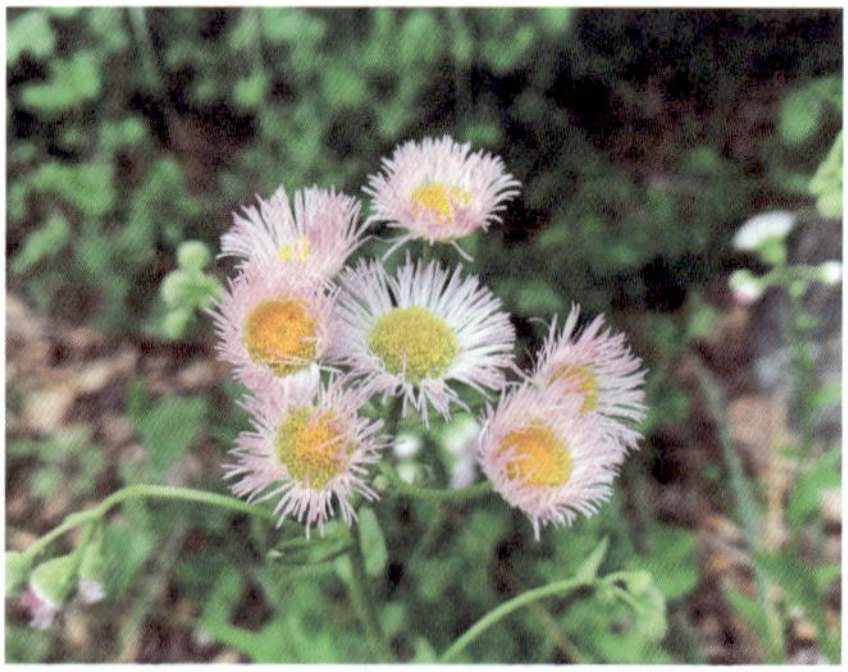

あとがき

本書は初め、コロナワクチンが騒がれ出した２０２１年に、それに対処できる自然の妙薬としての松葉の使用法をメインとして、ブログ「ワクチンと松の葉」に掲載されたものでした。

それが私が被ったと思われるワクチンによるシェディングと、それをきっかけとした先生との出会いによって、中身が大きく変容し、発展し始めたと思います。

コロナの登場の宇宙的な意味を、喜びと共にズバリ「大逆転劇」と語って、ワクチン、マスク、エゴ、宇宙の「自動」、そしてそれを体現するイエス・キリストの話にまで展開する先生の話は、私には思いもよらないものであり、今読み返してもとても貴重でかけがえがないものだと思います。私にとってこれは、先生からの「ハルジョオンの遺言」です。

それが少しでも、目覚め始めた人々の目覚めの助けになることを望んで、エゴとそれを包含する愛を象徴する本書『松葉とワクチン』を、世に問うことにしました。

なお本書のカバーは、デザイナー森瑞氏のご協力を頂き、「毒出し」の松葉ジュースを水がめから溢れ出させる、イエスによる宇宙の「自動」の働きを、表現したものです。

本書の出版をお引き受けくださった、ヒカルランドの石井健資社長には、深く御礼申し上げます。

最後に私は本書を、先生に捧げます。

２０２４年夏

南アルプス白州にて　ジョイさん

ジョイさん

長年、都内の出版社で文芸、学芸、実用等の書籍の編集に携わる。定年退職後、山梨県北杜市に移住。晴耕雨読、自給自足の生活を目指すが、コロナ禍で近くに自生する松葉と出会い、自身へのシェディングも乗り超え、松葉の良さをブログで伝えている。

人類の毒出し

松葉とワクチン

自分さえ良ければいいというエゴをどう乗り超えるか？

第一刷　2024年8月31日

著者　ジョイさん

発行人　石井健資

発行所　株式会社ヒカルランド
〒162-0821　東京都新宿区津久戸町3-11　TH1ビル6F
電話　03-6265-0852　ファックス　03-6265-0853
http://www.hikaruland.co.jp　info@hikaruland.co.jp
振替　00180-8-496587

本文・カバー・製本　中央精版印刷株式会社

DTP　株式会社キャップス

編集担当　TakeCO／岡部智子

ISBN978-4-86742-407-0

赤松 100%のエッセンシャルオイル。
樹齢約 60 ～ 100 年の赤松（木部、葉）80kg から約「200ml」しか抽出出来ない貴重な精油。

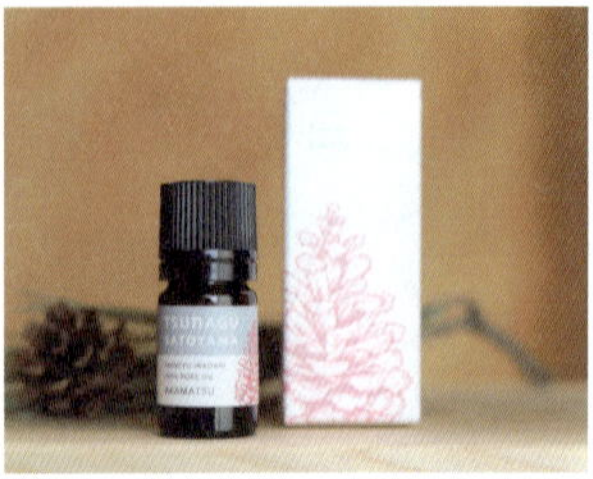

あかまつ精油

3,100 円（税込）

内容量：5ml　抽出部位：葉・木部
摘出方法：水蒸気蒸留法
原産国：日本　採取地：長野県伊那谷
蒸留地：長野県伊那市長谷
主成分：α - ピネン、β - ピネン、β - フェランドレン、ボルニルアセテート、ミルセン、カンフェン、その他

唐松 100%のエッセンシャルオイル。
樹齢約 60 年の唐松（木部、葉）80kg から約「100ml」しか抽出出来ない貴重な精油。

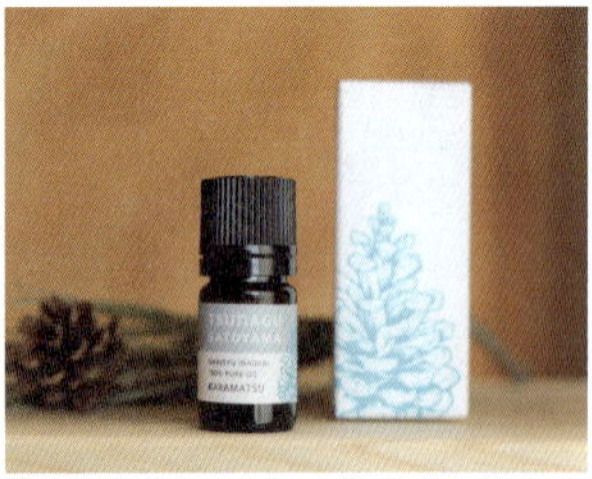

からまつ精油

4,600 円（税込）

内容量：5ml　抽出部位：葉・木部
摘出方法：水蒸気蒸留法
原産国：日本　採取地：長野県伊那谷
蒸留地：長野県伊那市長谷
主成分：α - ピネン、β - ピネン、酢酸ボルニル、カジネン、リモネン、ミルセン、その他

保水性、吸水性、通気性に優れた「つなぐ里山」オリジナルアロマディフューザー。精油を垂らした瞬間に吸収し、優しく香りを放ちます。

ハンガーなどに吊るしてクローゼットに。玄関、キッチン、車内など様々な場面に。麻紐をはずして小皿などに平置きするのもおすすめです。

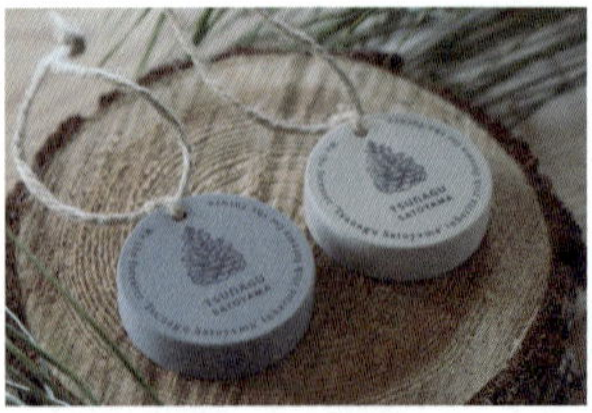

オリジナルディフューザー（ナチュラル、グレー）

各 **600 円**（税込）

〈使用方法〉 ディフューザーにお好みの精油を数滴垂らしてお使いください。
精油馴染みが良く、すぐにお使いいただけます。

＊ご案内の価格、その他情報は発行日時点のものとなります。

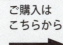

日本３大パワースポット「分杭峠」麓の蒸留所で静かに抽出。

分杭峠付近の唐松の枝葉を使い、満月の日に「ゼロ磁場」の秘水を汲み上げ、満月の日に抽出したスペシャルな唐松精油。力強く、どこかフルーティーな香り♪

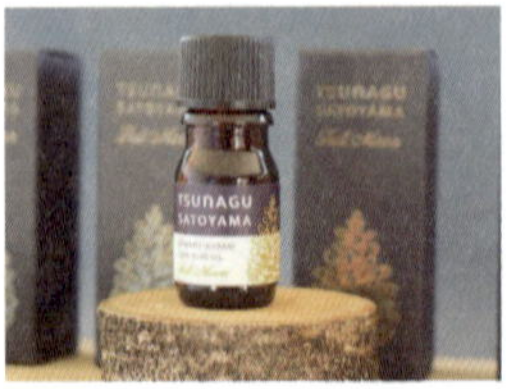

満月アロマ【満月からまつ精油】

8,600 円（税込）

内容量：5ml　抽出部位：葉・木部　摘出方法：水蒸気蒸留法
原産国：日本　採取地：長野県伊那谷　蒸留地：長野県伊那市長谷
主成分：α - ピネン、β - ピネン、酢酸ボルニル、カジネン、リモネン、ミルセン、その他

伊那谷・分杭峠付近の「伊那赤松」を厳選して使用。

少し粗めに粉砕することにより、赤松の良さを極限まで残したパウダー。

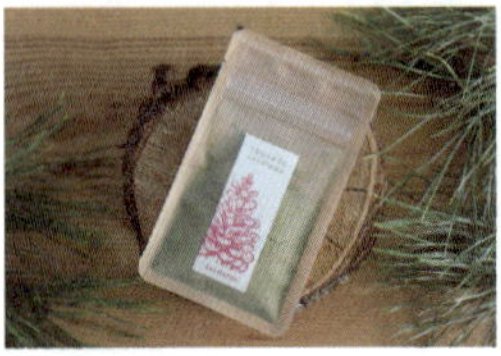

松葉パウダー　800 円（税込）

信州・伊那谷産、「伊那赤松」松葉粉　内容量：15g

〈おすすめの使い方〉
ヨーグルトや納豆にプラスするのがおすすめ。お茶としてもお飲みいただけます。お菓子作りやお料理、さまざまな用途にお試しください。

伊那谷・分杭峠付近の「伊那赤松」を厳選して使用。

赤松炭パウダー

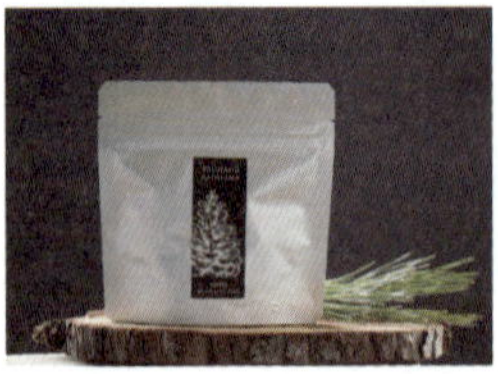

炭焼き職人が丁寧に焼き上げた赤松炭をサラサラパウダーに。無味無臭で、お料理やお菓子づくりにもおすすめです。

内容量：40g
1,100 円（税込）

内容量：100g
2,000 円（税込）

信州・伊那谷産、赤松炭粉末

伊那谷・分杭峠付近の「伊那赤松」を厳選して使用。

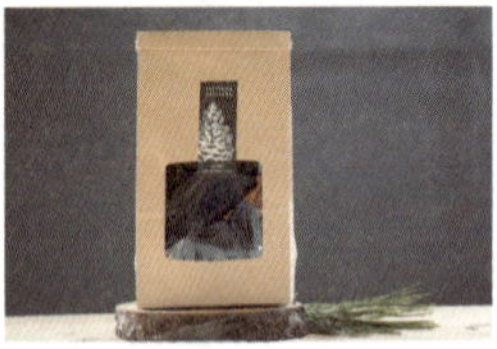

炭焼き職人が丁寧に焼き上げた上質な赤松炭です。

赤松炭（固形）　600 円（税込）

信州伊那産、「伊那赤松」固形タイプ
内容量：100g 前後（形によって異なります）

〈おすすめの使い方〉
①ポットに入れて、浄水に。（4ヶ月をめどに交換して下さい）柔らかい炭ですので自然と水の中へ炭が混ざります。ぜひ、そのままお召し上がりください。
②浄水し終わった炭は冷蔵庫や下駄箱へ。気になるニオイ対策としてお使いください。
③ニオイ対策に使用後の炭は、砕いて家庭菜園、プランター菜園などへ。土壌の改善に役立ちます。

＊ご案内の価格、その他情報は発行日時点のものとなります。

赤松の葉 & 枝部より抽出した蒸留水。

軽トラ 1 杯分の赤松から 5L しか抽出出来ない貴重な芳香蒸留水。

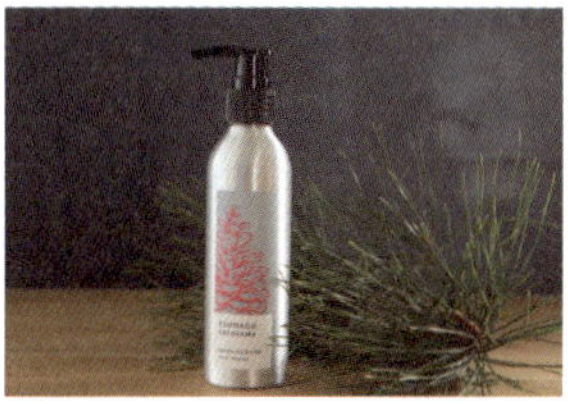

あかまつウォーター（芳香蒸留水）

1,500 円（税込）

内容量：150ml　抽出部位：葉・木部
摘出方法：水蒸気蒸留法
原産国：日本　採取地：長野県伊那谷
蒸留地：長野県伊那市長谷

唐松の葉 & 枝部より抽出した蒸留水。

軽トラ 1 杯分の唐松から 5L しか抽出出来ない貴重な芳香蒸留水

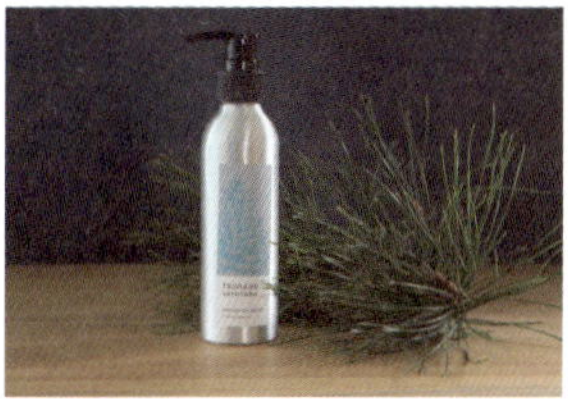

からまつウォーター（芳香蒸留水）

1,500 円（税込）

内容量：150ml　抽出部位：葉・木部
摘出方法：水蒸気蒸留法
原産国：日本　採取地：長野県伊那谷
蒸留地：長野県伊那市長谷

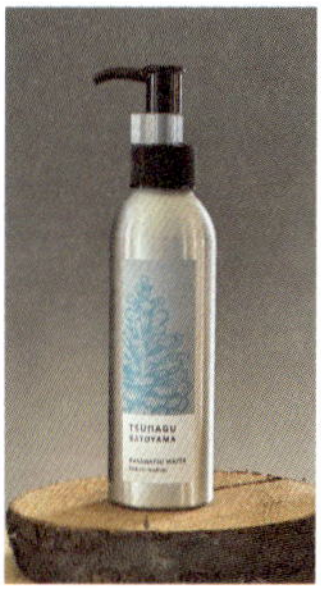

分杭峠「ゼロ磁場」のナチュラル水を使い、静かに蒸留した特別なアロマウォーターです。

満月ウォーター
【満月からまつウォーター】（芳香蒸留水）

1,500 円（税込）

内容量：150ml　抽出部位：葉・木部　摘出方法：水蒸気蒸留法
原産国：日本　採取地：長野県伊那谷　蒸留地：長野県伊那市長谷

芳香蒸留水のおすすめ使用法

・手作り化粧水やクレイパックに入れたり、石鹸作りに。
・ルームスプレーとして。爽やかな空間を演出、森林浴気分に。
・お風呂に入れてリラックス。ゆったり癒しのひとときを。
・お洗濯にプラス。森の香りをまといましょう。
・天然石の浄化にも人気です。